Chinesisches Gesundheits-Qigong

GROßER TANZ
Da Wu

Zusammengestellt vom Zentrum
für Gesundheits-Qigong
des Nationalen Hauptsportamtes

Verlag für fremdsprachige Literatur   Beijing

Erste Auflage 2012
Zweite Nachdruck 2022

Deutsche Übersetzung: Burkhard Risse
Redaktion der deutschen Ausgabe: Ren Shuyin

ISBN 978-7-119-07884-7

Herausgeber: Verlag für fremdsprachige Literatur GmbH
Baiwanzhuang Dajie 24, 100037 Beijing, China
Hompage: www.flp.com.cn

Vertrieb: Chinesische Internationale Buchhandelsgesellschaft
Chegongzhuang Xilu 35, 100044 Beijing, China

Vertrieb für Europa: CBT China Book Trading GmbH
Max-Planck-Str. 6A
D-63322 Rödermark, Deutschland
Homepage: www.cbt-chinabook.de
E-Mail: post@cbt-chinabook.de

Druck und Verlag in der Volksrepublik China

INHALT

KAPITEL I
DIE ENTSTEHUNG

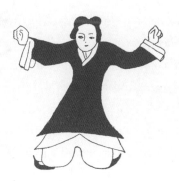

Der Begriff „Großer Tanz" (Da Wu) geht auf das *Große Geschichts-buch* (路史) des Historikers Luo Mi (1131–1189) der Südlichen Song-Dynastie zurück. Er schrieb:

Zu Zeiten der Yinkang-Sippe [in der Neusteinzeit] wurden die Gewässer nicht reguliert, die Flüsse traten über die Ufer und der starken Feuchtig-keit war kaum beizukommen. Die Feuchtigkeit setzte sich im Körper fest; Schweißdrüsen und innere Körperpassagen waren verstopft und die Men-schen hatten oft geschwollene Füße. Daraufhin wurde ein Tanz zum Wohle der Gelenke geschaffen und verbreitet; man nannte ihn den „Großen Tanz".

Auch im *Buch der Urkunden* der Han-Dynastie finden sich Beschrei-bungen eines „Großen Tanzes" oder „Tanzes gegen Schwellungen" zur Förderung der Blutzirkulation und zum Wohle der Gelenke.

Im *Klassiker des Gelben Kaisers zur Inneren Medizin* heißt es:

Wegen ihres milden Klimas bietet die Natur der zentralchinesischen Ebene alles. Die Lebensmittel dort sind vielfältig und das Leben behaglich. Dement-sprechend sind die Menschen krankheitsanfällig und wetterfühlig. Daoyin und Anqiao (Selbstmassage) sind eine gute Therapie dafür.

Aus dieser Quelle können wir sehen, dass „Tanz" und „Dao" direkt zusammenhängen und dass „Tanz" bzw. „Großer Tanz" zum „Daoyin" zu rechnen sind, denn sie haben dieselbe Wirkung.

Neben der direkten Schilderung des „Großen Tanzes" in schriftlichen Zeugnissen findet man eine Darstellung auf dem „Daoyin-Schaubild", das aus dem Mawangdui-Grab der Han-Dynastie in Changsha (Provinz Hunan) ausgegraben wurde. Die darauf abgebildeten Personen sehen aus wie Tänzer und geben Aufschlüsse. Auch dieses Schaubild war ein wichtiges historisches Dokument für die Erstellung des vorliegenden Werkes.

Aus einem Grab der Neusteinzeit in der Provinz Qinghai wurde eine bemalte Tonschüssel mit einem „Tanz"-Muster des altertümlichen Qigongs ausgegraben.

Auf der Tonschüssel sind Malereien einiger Gruppen von „Tänzern"; alle Figuren sind sehr auffällig und lebensnah dargestellt. Die Schüssel wurde auf 5000 Jahre vor unserer Zeit datiert; sie stammt demnach aus der Majiayao-Kultur.

Variationen des Themas „Tanz" finden sich auch auf primitiven Fels-, Wand- und Seidenmalereien aus dem Alten China.

In Suizhou (Provinz Hubei) wurde das Glockenspiel des Marquis Yi von Zeng mit einem Repertoire von Tanzmusik ausgegraben. Auch dies ist ein wichtiges Zeugnis für die Erforschung der Formen und Merkmale des „Tanzes" der Urzeit.

Sowohl die schriftlichen Aufzeichnungen des „Großen Tanzes" als auch die „Tanz"-Bilder belegen, dass die Vorfahren des chinesischen Volkes „Tanz" zur Heilung von Krankheiten eingesetzt haben.

Die Daten mit Bezug zum „Tanz" ergeben ein vollständiges und vielfältiges Bild; auch für die Erforschung und Choreographie des „Großen Tanzes" sind sie eine wichtige Referenz und Inspiration.

1. Der Große Tanz entstand in der Tangyao-Zeit vor etwa 5000 Jahren.

2. Der Große Tanz entstand in der Zentralen Ebene.

3. Klimaveränderungen führten zu Blockade der Wasserwege und Überflutungen; die Menschen litten infolgedessen unter Durchblutungsstörungen und kältebedingten Muskel- und Knochenbeschwerden. Das war ein wichtiger Grund für die Entstehung des Großen Tanzes.

4. Der „Tanz" beseitigt die Durchblutungsstörungen und Muskel- und Knochenbeschwerden sowie die Verstopfung der Drüsen und Kanäle. Er verbessert die Funktion der Gelenke.

5. Nur ein „Tanz", der die Durchblutung fördert, wird „Großer Tanz" genannt. Es handelt sich um eine Aktivität, mit der ganz bewusst und selbstbestimmt die Heilung verschiedener Krankheiten beschleunigt werden soll.

6. Im Chinesischen wird dem Tanz die Funktion des *xuandao* zugeschrieben. *Xuan* bedeutet „verbreiten", „ausbreiten", „aufsteigen", „entwickeln"; *dao* steht für *daoyin* (Bewegungsübungen mit bewusster Atmung, Vorstellung und Selbstmassage), „durchlässig machen" und „das Optimum wiederherstellen".

Mit der Veröffentlichung dieses Leitfadens zum „Großen Tanz" bringen wir Sie dem Ziel körperlicher Fitness einen Schritt näher. Fitness bringt Ihnen diese Form von Qigong vor allem durch die Förderung der Durchblutung und Funktion der Gelenke. Sie üben die Bewegung der Gliedmaßen wie Heben, Senken, Öffnen und Schließen koordiniert mit Atmung und Vorstellung. Sie regulieren die Funktion der inneren Organe, optimieren die Zirkulation von Qi und Blut, verbessern Ihre Vitalität und fördern die Heilung von Krankheiten.

KAPITEL II
MERKMALE

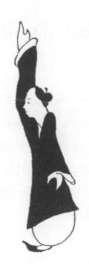

Tanzen – gut für den Kreislauf, gut für die Gelenke

Grundlage des Großen Tanzes sind einfache Tanzbewegungen aus alter Zeit kombiniert mit der Methode des *daoyin*, um Blockaden zu beseitigen, den Energiehaushalt des Körpers zu regulieren, die Zirkulation von Qi und Blut und die Funktion der Gelenke zu verbessern.

Bei Bewegungen des menschlichen Körpers übernehmen die Knochen eine Hebelfunktion, die Gelenke sind Knotenpunkte und die Kontraktion der Muskeln liefert die notwendige Kraft. Jede Verbindung zwischen den Knochen ist ein Organ, dessen Form und Struktur sich seiner Umgebung innerhalb und außerhalb des Körpers anpasst.

Wesentliches Merkmal des Großen Tanzes ist die Verbesserung der Gelenkfunktion durch *xuandao*, d. h. Beugen, Strecken und Drehen des Hüftgelenks, der Knie, Knöchel, Zehen, Schultern, Ellbogen, Handgelenke u. a. So werden die Gefäße der Gelenke rein und durchlässig; besonders in den Gliedmaßen werden die Funktion der Meridiane sowie die Zirkulation von Qi und Blut optimiert.

Zugleich wird durch Dehnen, Ziehen, Drehen, Schütteln und Reiben der Oberkörper in Schwung gebracht und in gleicher Weise optimiert wie die Gliedmaßen (s. o.).

Durch die Tanzbewegungen des Oberkörpers werden sowohl das äußere System der Muskulatur als auch das innere Organsystem gereinigt und „massiert". So wird die Zirkulation von Qi und Blut in allen Organen reguliert und optimiert.

Geist geht dem Tanz voraus, Form entsteht aus dem Tanz

Nach der Traditionellen Chinesischen Medizin (TCM) ist der „Geist" die äußere Verkörperung von Vitalität, Qi, Blut, Speichel und anderer Körperflüssigkeiten, innerer Organe, Meridiane, Gliedmaßen und aller Knochen; er ist auch eine Aktivität von Verstand und Bewusstsein und schließlich Schaltstelle für alle Lebensabläufe des menschlichen Körpers.

Der Große Tanz wählt elegante Tanzelemente als Ausdrucksform. Sein ästhetischer Reiz, Rhythmus, Charme und der Spaß am Tanzen resultieren aus der Harmonie von Qi- und Blutkreislauf, dem Gleichgewicht von Yin und Yang, der Abstimmung von Innen und Außen sowie einem friedlichen und lieblichen Gemütszustand.

Deshalb wird beim Training Wert darauf gelegt, dass unseren Tanzhaltungen die richtige Geisteshaltung vorausgeht, dass wir beim Tanzen Spaß haben und die Harmonie des Tanzes unsere Seele befriedet.

Die Veränderungen der Tanzhaltung setzen den ganzen Körper mit allen Gelenken und Muskeln in Bewegung und bringen den Körper in Form.

Einfach und ursprünglich – der Körper bewegt sich, die Seele tanzt

Wie altüberliefert zeichnet sich der Große Tanz durch einfache Bewegungen, sanfte Haltungen und langsamen Rhythmus aus.

Diese Merkmale basieren auf dem Grundsatz „innerer Tanz – äußere Bewegung". Man könnte auch sagen „der Körper bewegt sich, die Seele tanzt".

„Innerer Tanz" bezieht sich auf die Bewegungen und geregelten Veränderungen der inneren Organe, Meridiane sowie des Qi- und Blutkreislaufs.

„Äußere Bewegung" bezieht sich auf einen selbstständigen organischen Körper, dessen innere Vorgänge sich gesetzmäßig auch außen zeigen.

Deshalb müssen wir auf der Grundlage der Erkenntnisse der TCM über die Physiologie des menschlichen Körpers a) von außen nach innen *daoyin* betreiben, b) innere Vorgänge nach außen tragen und c) eine Einheit von Innen und Außen schaffen. So können sich äußere Faktoren wie die Haltung und Bewegung beim Tanz höchst positiv auf innere physiologische Vorgänge auswirken.

Vollendeter Körperrhythmus – Verbindung von Vorstellung und Qi

„Körper" bezieht sich auf Körperübungen, d. h. äußere Bewegungen wie Aufwärts- und Abwärtsbewegung, Einziehen und Vorwölben, horizontale Spiraldrehung, Vor- und Zurückbeugen und andere Bewegungen des Rumpfes mit der Wirbelsäule als Achse.

„Maß" oder „Puls" bezieht sich auf geregelte Abläufe, d. h. innere Vorgänge wie Atmung oder Bewusstsein. Aus der Kombination des künstlerischen „Maßes" mit den konkreten Bewegungen des Großen Tanzes ergibt sich sein besonderer Rhythmus, erwächst sein vollendeter ästhetischer Reiz und Charme.

Der Rhythmus oder „Puls" des Körpers im Großen Tanz zeigt sich vor allem bei der Aufeinanderfolge von Vorstellung und Qi; sie geht einher mit einem Wechsel von Yin und Yang bzw. Öffnen und Schließen.

So etwa beim „Schütteln": Das Öffnen und Schließen erfolgt aus dem mittleren Erwärmer. Das Auf und Ab beim Tanz ist mit den Funktionen von Milz und Magen verknüpft – das „Auf" mit der Versorgung, das „Ab" mit der Entsorgung des Körpers.

Besonderer Wert wird auch gelegt auf das Hin- und Herschaukeln des Gesäßes in S-förmigen Kurven.

So kommt einerseits die ursprüngliche und einfache Eleganz der Tanzbewegungen zum Ausdruck; andererseits wird die Wirbelsäule gedreht, gebeugt und gestreckt und die Bewegung des Qi im Du-Kanal angeregt. Trainiert werden auch Körperregionen, die im täglichen Leben kaum zum Einsatz kommen.

Schließlich werden Meridiane, Muskeln und Knochen aktiviert sowie der Qi- und Blutkreislauf reguliert.

Kombination von Härte und Sanftheit und die Abstimmung der Atmung

Der Mensch ist eine organische Einheit verschiedener Systeme, die bei Bewegungen zusammenarbeiten.

Menschliche Bewegungen sind sowohl ein perfekter „Tanz" als auch ein „Instrument" mit verschiedenen Klangfarben.

Demgemäß sind die Bewegungen des Großen Tanzes entspannt, sanft und langsam, tragen jedoch auch eine maskulin-strenge Schönheit in sich.

Als Beispiel die Oberschenkeldehnung: die Arme schwingen sanft und langsam wie eine Weide im Frühlingswind; im Gegensatz dazu stehen die kraftvollen horizontalen und vertikalen Bewegungen der Hüft- und Schultergelenke beim Dehnen und Anziehen.

Der gesamte Bewegungsablauf offenbart tänzerischen Rhythmus und verkörpert zugleich die traditionelle Gesundheitsphilosophie der polaren Einheit von Yin und Yang, von Härte und Sanftheit.

Die Atmung wird auf natürliche Weise im Ablauf der Bewegungen des Rumpfes gefördert. Dies geschieht während des Tanzens durch Drehung von Brustkorb und Bauch, durch natürliche Expansion und Kontraktion sowie Heben und Senken. Im Gegenzug „massiert" das Ein- und Ausatmen schließlich auch die anderen inneren Organe.

KAPITEL III
DIE WICHTIGSTEN PUNKTE

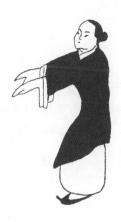

Den Kopf freimachen, das Qi halten und den Geist sammeln

„Den Kopf freimachen" heißt, sich zu konzentrieren, den Geist zu entspannen und nur noch an die Übung zu denken.

Auch beim tanzgeleiteten *daoyin* muss unser Geist in einen natürlichen und angenehmen Zustand der Entspannung eintreten. Man sollte keine Bewusstseinsaktivitäten erzwingen.

Ein Gedanken-Wirrwarr und innerer Druck zerstören die Ruhe und Idylle, führen zu Anspannung der Nerven des Großhirns und beeinträchtigen den gesundheitlichen Nutzen.

„Das Qi halten und den Geist sammeln" bedeutet, sich in einen Zustand mentaler Entspannung zu vertiefen, um die Einheit von Körper und Seele herzustellen.

Beim Großen Tanz befinden sich Geist und Bewusstsein in einem Zustand der Ruhe und Idylle; energisch gezielte und genüsslich elegante Bewegungen bilden eine harmonische Einheit.

Die körperliche Aktivität wirkt sich direkt auf die inneren Organe aus; übermäßige Gefühlsschwankungen schaden den Organen, während Freude zur Entspannung von Körper und Seele und zur besseren Zirkulation von Qi und Blut führt.

Natürlich atmen – der Qi-Fluss folgt der Form

„Natürlich atmen" heißt, ganz ohne Regulation oder Kontrolle durch das eigene Bewusstsein zu atmen.

Qigong kennt viele Methoden der Atemregulation, meistens jedoch handelt es sich um Regulation durch das eigene Bewusstsein.

Beim Großen Tanz muss man natürlich atmen, der Atemrhythmus wird vom Bewegungsablauf bestimmt. Die gesamte Atmung erfolgt automatisch und wird nicht vom Bewusstsein verzerrt oder kontrolliert.

Natürliche Atmung garantiert einen ungehemmten Fluss der Atemluft; beim Training fördert dies die Entspannung und Koordination der Gliedmaßen und sorgt für ein ruhiges Gemüt.

Strebt jemand bewusst eine kunstvolle Atmung an, führt dies leicht zu lautem Atmen, Blockade der Nase und unerwünschten Bewegungen der Nasenflügel.

Das ist unvereinbar mit der Förderung von „Entspannung" und „Natürlichkeit" in der traditionellen Gesundheitsphilosophie und schmälert den Nutzen des Großen Tanzes für den Kreislauf und die Gelenke.

Härte und Sanftheit ergänzen sich perfekt

Die Bewegungen des Großen Tanzes sind sanft und doch energisch, energisch und doch sanft; sie stellen recht hohe Anforderungen an die Gliedmaßen und den Rumpf: die Bewegung der Arme und Beine muss dem Ziel des *daoyin* gerecht werden, der Oberkörper muss harmonisch mitgehen.

Der Rumpf ist die „Säule" des menschlichen Körpers, er vermittelt zwischen „Oben" und „Unten" und verbindet auch die Gliedmaßen miteinander.

Die Hüfte ist die „Bewegungsachse" des menschlichen Körpers, eine Verbindung der oberen und unteren Körperhälfte. Des Weiteren spielen Hüft- und Schultergelenke eine Rolle als Schnittstelle zwischen Gliedmaßen und Rumpf.

Beim Training müssen die Bewegungen der genannten Körperregionen sowohl energisch als auch sanft ausbalanciert erfolgen. Nur so treffen Sie den inneren Rhythmus zur Anregung des Kreislaufs, genießen die Schönheit der harmonischen, anmutig-leichten Bewegungen und verbessern letztlich Ihre Stimmung und Ihr Temperament.

Der Große Tanz beseitigt Blockaden des Qi-Stroms, des Blutkreislaufs und der Meridiane und optimiert so die Funktion der Gelenke und inneren Organe.

Daher betont das Training die Förderung der Durchblutung bis in die äußeren Spitzen der Extremitäten sowie die tänzerische Bewegung von Hüfte und Rumpfansatz.

Nur so können die Gliedmaßen angemessen gedehnt und die Bewegungen sanft und vollendet ausgeführt werden. Dies ist wiederum notwendig, um die inneren Organe zu „massieren", Blutgefäße und Gelenke zu reinigen und durchlässig zu machen und so die körperliche Fitness insgesamt zu verbessern.

Der Sinn folgt dem Rhythmus, die Bewegung der Melodie

Der Geist des Übenden muss harmonisch der Musik folgen.

Die langsame und melodische Begleitmusik des Großen Tanzes hilft dem Übenden, leicht den richtigen mentalen Zustand für das Training herbeizuführen.

Der Übende sollte mit seinem Geist in die Melodie der Begleitmusik eintauchen und seine Bewegungen harmonisch dem Rhythmus anpassen.

Die Musik gibt nicht nur Orientierung für die Bewegung, sie bringt den Übenden auch in eine gute Stimmung; er ist leichten und frohen Herzens, ruhig und entspannt.

Die Körperhaltung muss leicht und entspannt, das daoyin der Tanzbewegungen langsam und fließend sein.

Leichtigkeit und Langsamkeit bedingen einander. Eine entspannte Körperhaltung lässt die Daoyin-Bewegung wie ein endlos laufendes Band erscheinen; die Langsamkeit der Daoyin-Bewegung ist ihrerseits gut für die Entspannung.

Leichtigkeit und Langsamkeit helfen außerdem der mentalen Entspannung und bringen Sie in den richtigen Trainingszustand.

Erst wenn der Geist dem Rhythmus und die Bewegung der Melodie folgt, wird der Qi- und Blutkreislauf nicht mehr durch unser eigenes Bewusstsein gestört; erst dann kann durch das daoyin des Großen Tanzes die Funktion der Meridiane sowie des Qi- und Blutkreislaufs optimiert werden.

KAPITEL IV
BEWEGUNGEN

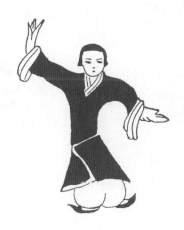

Namen der Bewegungen

Grundstellung

1. Figur: Erhobenes Haupt

2. Figur: Oberschenkeldehnung

3. Figur: Hüftdehnung

4. Figur: Schütteln

5. Figur: Wirbel- und Rückenmassage

6. Figur: Das Gesäß schwingen

7. Figur: Rippen- und Brustmassage

8. Figur: Fliegen

Endstellung

Illustrierte Bewegungsanleitung, Techniken und Nutzen

Grundstellung

[Techniken]

1. Bewegung: Die Füße stehen parallel, die Beine stehen natürlich gerade; die Arme liegen natürlich an den Körperseiten an, die Handflächen drücken leicht auf die Außenseiten der Beine; das Kinn ist leicht angezogen, Kopf und Nacken sind gerade, der Rücken aufrecht, der Brustkorb entspannt, der Körper steht zentriert, der Mund ist geschlossen mit Lippen und Zähnen eng aneinander, die Zungenspitze liegt flach auf und drückt leicht auf den harten Gaumen. Sie atmen natürlich, lächeln leicht und schauen leicht nach unten (Abb. 1).

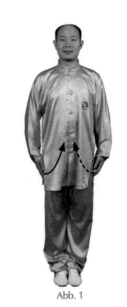

Abb. 1

2. Bewegung: Beugen Sie die Ellbogen. Halten Sie die Hände vor den Bauch, die Fingerspitzen einander gegenüber. Heben Sie die Hände mit den Handflächen nach oben langsam bis auf Höhe des Zwerchfells. Schauen Sie leicht nach unten (Abb. 2).

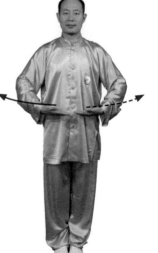

Abb. 2

23

3. Bewegung: Diese Bewegung
schließt ohne Unterbrechung an
die vorige an. Die Fingerspitzen
zeigen nach vorn und gehen zu
beiden Körperseiten bis auf Schulterbreite auseinander. Drehen Sie
dann die Handgelenke nach innen,
die Handflächen schräg nach oben
und die Fingerspitzen seitlich nach
oben (Abb. 3). Ohne Unterbrechung ziehen die Arme einen Bogen nach oben, bis die Hände etwa
in einem 30 Grad-Winkel über
der Stirn sind. Die Arme stehen in
einem 90 Grad-Winkel; die Arme
sind leicht gebeugt, die Handflächen einander schräg gegenüber.
Atmen Sie ein. Halten Sie kurz an
und schauen Sie leicht nach oben
(Abb. 4).

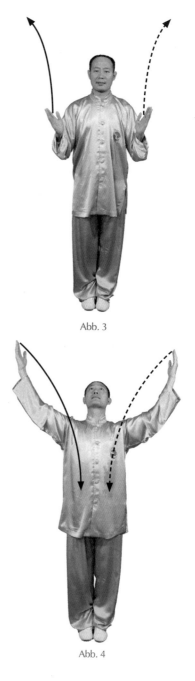

Abb. 3

Abb. 4

4. Bewegung: Bringen Sie Ihre Arme mit gebeugten Ellbogen zum Körper zurück, die Hände vor der Brust, die Fingerspitzen einander gegenüber, die Handflächen nach unten. Senken Sie die Hände bis auf Höhe des Bauchnabels in einem Abstand von 10 cm; das Qi kehrt zum Ursprung zurück. Zugleich beugen Sie die Knie etwa 45 Grad. Atmen Sie aus. Schauen Sie leicht nach unten (Abb. 5).

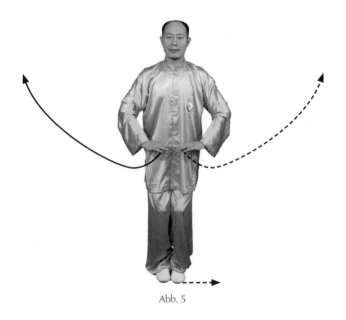

Abb. 5

[Hinweise]

1. Der Akupunkturpunkt Baihui zeigt nach oben, der Körper steht zentriert. Atmen Sie natürlich.

2. Die Schultern sind locker, die Achseln gespreizt, Hüfte und Bauch entspannt. Senken Sie das Kreuzbein und heben Sie leicht den Anus.

3. Das Qi sinkt zum Dantian, Ihr Gemüt ist ruhig. Lächeln Sie leicht.

[**Nutzen**]

1. Die Sammlung des Qi im Dantian, die Optimierung der Organfunktion und die Entspannung von Muskulatur und Knochen fördern den Qi- und Blutkreislauf – eine gute Vorbereitung auf die folgenden Übungen.

2. Mit ruhigem Gemüt können Sie das Qi sammeln; mit gesammeltem Qi können Sie sich konzentrieren. So erreichen Sie den richtigen mentalen Zustand für das Training.

1. Figur: Erhobenes Haupt

[Techniken]

1. Bewegung: Die Bewegung setzt im Anschluss an die Grundstellung ein. Machen Sie mit dem linken Fuß einen Schritt nach links, die Zehen nach vorn und die Füße etwa schulterbreit auseinander; die Beine sind natürlich gestreckt. Heben Sie die Arme waagerecht an; die Ellbogen leicht gebeugt. Drehen Sie die Handflächen nach oben; die Fingerspitzen zeigen nach außen. Atmen Sie ein und schauen Sie nach vorn (Abb. 6).

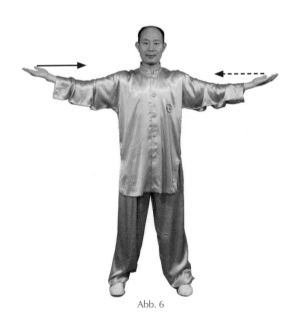

Abb. 6

2. Bewegung: Beugen Sie die Knie um ca. 45 Grad, heben Sie den Kopf und das Kreuzbein und beugen Sie die Wirbelsäule nach hinten. Senken Sie Schultern und Ellbogen. Drehen Sie die Handgelenke nach außen, so dass die Handflächen nach oben zeigen; die Handwurzeln sind auf Höhe der Ohren und die Fingerspitzen zeigen nach außen. Atmen Sie aus. Halten Sie kurz an und schauen Sie leicht nach oben (Abb. 7).

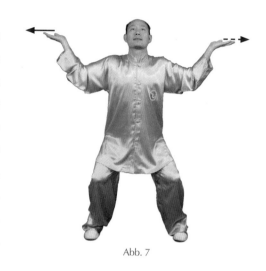

Abb. 7

3. Bewegung: Strecken Sie Beine und Oberkörper wieder; das Kinn ist angezogen, der Kopf mittig, das Kreuzbein gesenkt. Strecken Sie die Arme nach außen in eine waagerechte Haltung zu den Körperseiten, die Ellbogen leicht gebeugt, die Handflächen nach oben, die Fingerspitzen nach außen. Atmen Sie ein und schauen Sie nach vorn (Abb. 8).

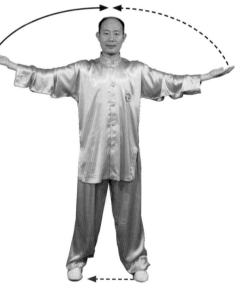

Abb. 8

4. Bewegung: Verlagern Sie Ihren Schwerpunkt nach rechts und setzen Sie den linken Fuß wieder eng neben den rechten; strecken Sie die Beine. Strecken Sie die Arme nach oben und formen Sie einen Bogen, die Fingerspitzen einander entgegen, die Handflächen schräg nach unten. Atmen Sie ein und schauen Sie nach vorn (Abb. 9).

Leiten Sie dann das Qi zurück zum Ursprung: Senken Sie die Hände die Körpervorderseite entlang im Abstand von 10 cm bis auf Höhe des Bauchnabels; die Fingerspitzen sind einander schräg gegenüber. Gleichzeitig beugen Sie die Knie um etwa 45 Grad. Atmen Sie aus und schauen Sie leicht nach unten (Abb. 10).

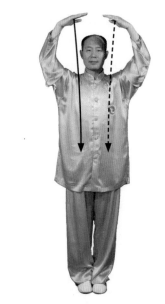

Abb. 9

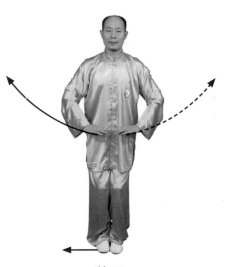

Abb. 10

5.–8. Bewegung: Entsprechen Bewegung 1–4, lediglich mit umgekehrtem Seitenschritt (Abb. 11–15). Diese Figur ist in beide Richtungen jeweils einmal auszuführen.

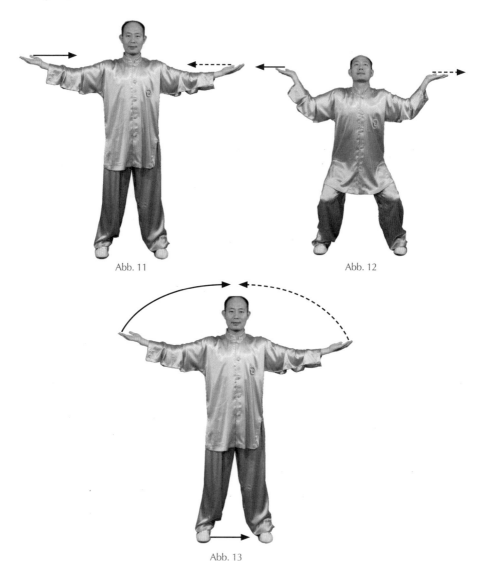

Abb. 11   Abb. 12

Abb. 13

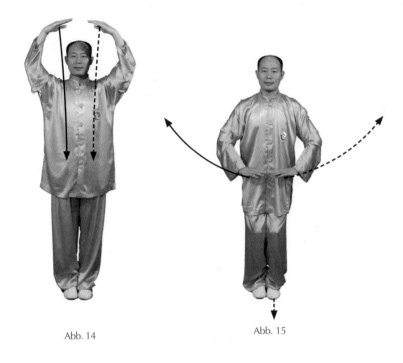

Abb. 14   Abb. 15

[Hinweise]

1. Wenn Sie die Wirbelsäule mit gebeugten Knien nach hinten beugen, nehmen Sie den Shendao-Akupunkturpunkt zwischen den Schulterblättern zur Orientierung: Bewegen Sie beide Schulterblätter, den Kopf und das Kreuzbein auf den Akupunkturpunkt zu und üben Sie angemessenen Druck aus. Die Schulterblätter gehen dabei leicht nach vorn, der Kopf und das Kreuzbein leicht nach hinten. Wenn Sie sich aufrichten, lockern Sie zuerst die Schulterblätter, dann den Kopf und das Kreuzbein.

2. In der Hocke hängen die Schultern und Ellbogen herunter. Die Handgelenke sollen ordentlich gestreckt werden.

3. Personen mit Schäden an den Nackenwirbeln oder lumbalem Bandscheibenvorfall sollten beim Zurückbeugen der Wirbelsäule in der Hocke ihre Konstitution berücksichtigen; die Bewegung kann allmählich größer werden.

4. Stehen Sie langsam auf.

[Nutzen]

1. Durch wiederholtes Zurückbeugen der Wirbelsäule können die Wirbelgelenke wirksam trainiert werden.

2. In der Hocke sowie durch die Stimulation des Shendao-Akupunkturpunktes können Kraft und Gleichgewichtssinn der Beine verstärkt werden; zugleich kann auch die Funktion von Wirbelsäule, Herz und Lunge reguliert werden.

3. Das Zurückbeugen der Wirbelsäule sowie das Anspannen von Brust und Bauch fördert die Durchblutung von Brustraum und Bauchhöhle.

2. Figur: Oberschenkeldehnung

[Techniken]

1. Bewegung: Die Bewegung setzt im Anschluss an die Figur „Erhobenes Haupt" ein.

Verlagern Sie Ihren Schwerpunkt nach rechts, treten Sie mit dem linken Fuß in einem 30 Grad-Winkel nach vorn links und gehen Sie in den Bogen- bzw. Ausfallschritt. Heben Sie gleichzeitig die Arme seitlich in einem ca. 30 Grad-Winkel bis vorn über den Scheitel, die Handflächen im Abstand von ca. 20 cm einander gegenüber, die Fingerspitzen nach oben, die Ellbogen leicht gebeugt. Beim seitlichen Heben der Arme müssen die Handflächen zuerst nach hinten zeigen. Wenn Sie in den 45 Grad-Winkel gehen, rotieren die Arme nach außen und die Handflächen werden allmählich nach oben gedreht. Sie heben die Arme waagerecht an den Körperseiten entlang bis vorn über den Scheitel. Atmen Sie ein und schauen Sie nach vorn (Abb. 16).

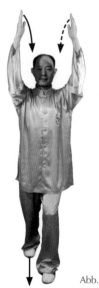

Abb. 16

2. Bewegung: Diese Bewegung schließt ohne Unterbrechung an die vorige an. Der rechte Fuß tritt mit den Zehen nach vorn neben den linken (rechter T-Schritt). Beugen Sie leicht das linke Knie. Lassen Sie zugleich Schultern und Ellbogen hängen und senken Sie die Hände bis vor die Stirn; der Abstand zur Stirn beträgt etwa 5 cm, die Handflächen zeigen im Abstand von rund 20 cm aufeinander zu. Schauen Sie nach vorn (Abb. 17).

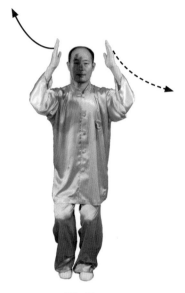

Abb. 17

3. Bewegung: Diese Bewegung schließt ohne Unterbrechung an die vorige an. Verlagern Sie Ihren Schwerpunkt auf den linken Fuß und beugen Sie die Knie etwa 45 Grad. Das Gesäß schwingt nach links. Es erfolgt eine Außendrehung des rechten Beins; dabei dient der rechte Fuß als Angelpunkt und das Knie als Motor der Bewegung. Der rechte Oberschenkel wird gedehnt. Strecken Sie zugleich die Arme zu beiden Körperseiten: Die linke Hand bis auf Schulterhöhe, die Handfläche nach oben rechts, die Fingerspitzen nach oben links, den Ellbogen leicht gebeugt, so dass der Arm einen Bogen formt. Halten Sie die rechte Hand etwa in einem 45 Grad-Winkel nach oben rechts, so dass sich ein Bogen ergibt; die Handfläche zum Yuzhen-Akupunkturpunkt, die Fingerspitzen nach oben. Atmen Sie aus, halten Sie kurz an und schauen Sie zur linken Hand (Abb. 18 u. Abb. 18, Rückansicht).

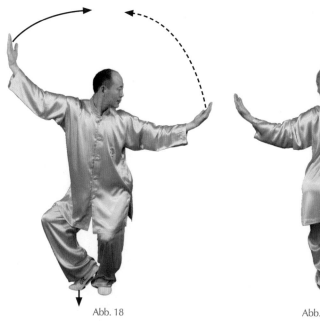

Abb. 18

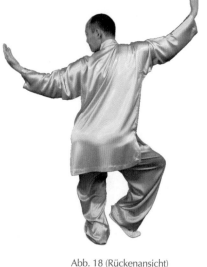

Abb. 18 (Rückenansicht)

4. Bewegung: Strecken Sie das linke Bein. Treten Sie mit dem rechten Fuß in einem ca. 30 Grad-Winkel nach vorn rechts und gehen Sie in den Bogen- bzw. Ausfallschritt. Heben Sie zugleich die Arme in einem ca. 30 Grad-Winkel von den Seiten nach vorn über den Scheitel, die Handflächen einander rund 20 cm gegenüber, die Fingerspitzen nach oben, die Ellbogen leicht gebeugt. Atmen Sie ein und schauen Sie nach vorn (Abb. 19).

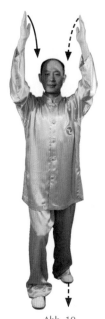

Abb. 19

5.–6. Bewegung: Entsprechen Bewegung 2–3, nur seitenverkehrt (Abb. 20, 21 u. 21, Rückenansicht).

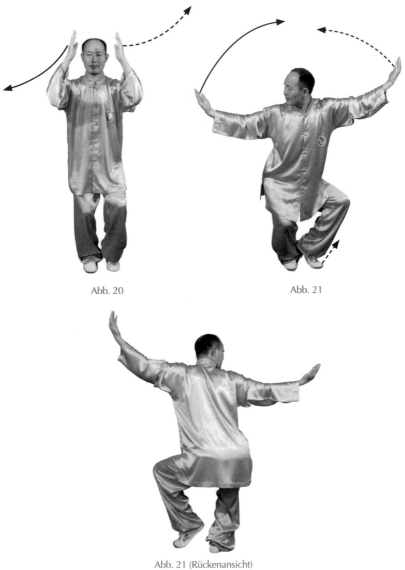

Abb. 20   Abb. 21

Abb. 21 (Rückenansicht)

7. Bewegung: Strecken Sie das rechte Bein. Treten Sie mit dem linken Fuß in einem ca. 30 Grad-Winkel nach hinten links und gehen Sie in den „leeren Schritt". Heben Sie zugleich seitlich die Arme in einem ca. 30 Grad-Winkel bis vorn über den Scheitel, die Handflächen einander in etwa 20 cm Abstand gegenüber, die Fingerspitzen nach oben, die Ellbogen leicht gebeugt. Atmen Sie ein und schauen Sie nach vorn (Abb. 22).

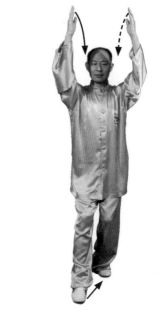

Abb. 22

8. Bewegung: Machen Sie mit dem rechten Fuß einen Schritt zurück neben den linken; treten Sie mit den Zehen auf, die Ferse nach oben (rechter T-Schritt). Beugen Sie leicht das linke Bein. Lassen Sie zugleich die Schultern und Ellbogen hängen. Senken Sie die Hände bis vor die Stirn; der Abstand zur Stirn beträgt etwa 5 cm, die Handflächen zeigen in rund 20 cm Abstand aufeinander zu, die Fingerspitzen zeigen nach oben. Schauen Sie nach vorn (Abb. 23).

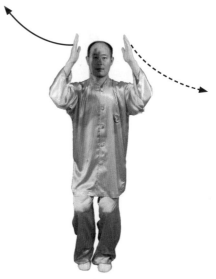

Abb. 23

9. Bewegung: Beugen Sie das linke Knie ca. 45 Grad. Das Gesäß schwingt nach links. Zugleich erfolgt eine Außendrehung des rechten Beins; dabei dient der rechte Fuß als Angelpunkt und das Knie als Motor der Bewegung. Der rechte Oberschenkel wird gedehnt. Strecken Sie Ihre Arme zu den Körperseiten. Die linke Hand bis auf Schulterhöhe, die Handfläche nach oben rechts, die Fingerspitzen nach oben links, den Ellbogen leicht gebeugt, so dass der Arm einen Bogen formt. Halten Sie die rechte Hand etwa in einem 45 Grad-Winkel nach oben rechts, so dass sich ein Bogen ergibt; die Handfläche zum Yuzhen-Akupunkturpunkt, die Fingerspitzen nach oben. Atmen Sie aus, halten Sie kurz an und schauen Sie zur linken Hand (Abb. 24 u. Abb. 24, Rückenansicht).

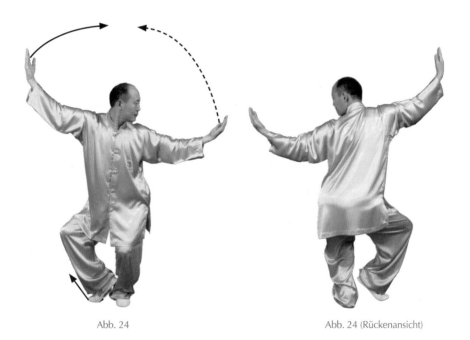

Abb. 24   Abb. 24 (Rückenansicht)

10.–12. Bewegung: Entsprechen Bewegung 7–9, nur seitenverkehrt (Abb. 25–27 u. 27, Rückenansicht).

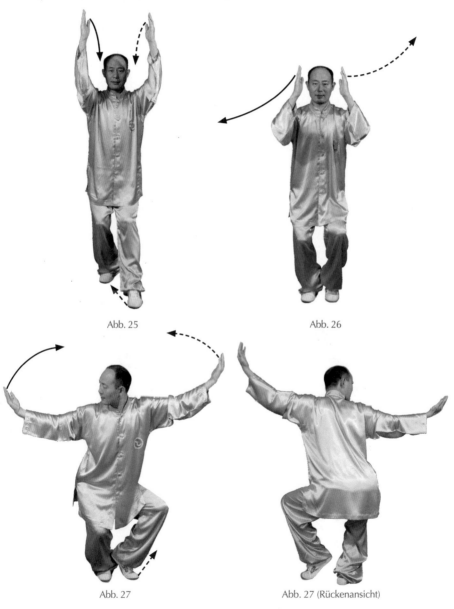

Abb. 25

Abb. 26

Abb. 27

Abb. 27 (Rückenansicht)

Diese Figur sollte links- und rechtsgerichtet jeweils zweimal ausgeführt werden – einmal beginnend mit dem Schritt nach vorn, einmal
nach hinten.

13. Bewegung: Diese Bewegung folgt auf die Oberschenkeldehnung beim T-Schritt nach hinten (Abb. 28). Verlagern Sie Ihren
Schwerpunkt auf den rechten Fuß und treten Sie mit dem linken einen
Schritt nach links, die Füße parallel, etwa schulterbreit auseinander,
die Beine natürlich gestreckt. Heben Sie zugleich Ihre Arme waagerecht zu den Seiten, die Ellbogen leicht gebeugt, die Handflächen nach
oben, die Fingerspitzen nach außen. Schauen Sie nach vorn (Abb. 29).

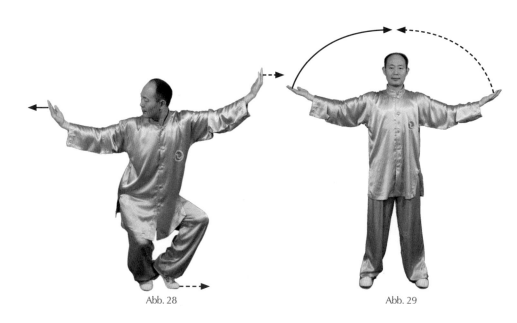

Abb. 28   Abb. 29

14. Bewegung: Formen Sie mit den Armen einen Bogen über den Kopf, die Fingerspitzen einander gegenüber, die Handflächen schräg nach unten. Atmen Sie ein und schauen Sie nach vorn (Abb. 30).

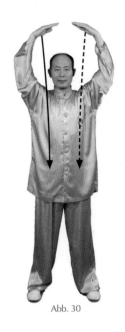

Abb. 30

15. Bewegung: Lassen Sie Ihre Schultern und Ellbogen hängen. Senken Sie die Hände vor dem Körper, um das Qi zum Ursprung zurückzuleiten. Senken Sie die Hände im Abstand von 10 cm vor dem Bauch bis auf Höhe des Bauchnabels; die Fingerspitzen zeigen schräg aufeinander zu. Beugen Sie zugleich die Knie etwa 45 Grad. Atmen Sie aus und schauen Sie leicht nach unten (Abb. 31).

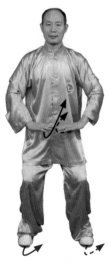

Abb. 31

[Hinweise]

1. Wenn das Gesäß nach links (bzw. rechts) schwingt, sollte die Außendrehung des rechten (bzw. linken) Beins ausgeprägt sein. Dabei soll das betreffende Bein bei der Außendrehung genügend Haltung liefern.

2. Wenn Sie die Arme strecken, müssen die Schulterblätter seitlich auseinandergehen. Zugleich muss sich der Kopf waagerecht nach links (bzw. rechts) drehen.

3. Das seitliche Schwingen des Gesäßes sollte aus beiden Seiten der Rippengegend gesteuert werden. So wird die Dehnung der Wirbelsäule vom Steiß bis zum Nacken Wirbel für Wirbel vorangetrieben. Die Bewegung sollte sanft und doch energisch erfolgen.

4. Der Schritt nach vorn bzw. nach hinten sollte gleichmäßig erfolgen. Achten Sie auf eine langsame Bewegung.

5. Das seitliche Beugen und Strecken der Wirbelsäule sollte der Gelenkigkeit des Trainierenden entsprechen und nicht übertrieben werden.

[Nutzen]

1. Diese Figur erzielt durch Öffnen, Schließen und Drehen die Dehnung von Schultern und Hüftgelenk. Die Bewegung der größeren Gelenke aktiviert auch die kleineren; punktuelle Effekte setzen sich großflächig fort und optimieren so die Gelenkfunktion.

2. Die Figur „Oberschenkeldehnung" umfasst seitliches Beugen und Strecken der Wirbelsäule, seitliches Strecken der Arme, Dehnung der Rippengegend und die Außendrehung des Dadun-Akupunkturpunktes an der Seite des Großen Zehs. So werden die Funktion der Leber und die Zirkulation von Qi und Blut verbessert. Die Übung stärkt auch die Kraft und den Gleichgewichtssinn der Beine.

3. Figur: Hüftdehnung

[Techniken]

1. Bewegung: Die Bewegung setzt im Anschluss an die Figur „Oberschenkeldehnung" ein. Verlagern Sie Ihren Schwerpunkt nach links und krümmen Sie den rechten Fuß nach innen. Der Schwerpunkt verlagert sich dann wieder nach rechts. Mit der Ferse als Achse dreht sich der linke Fuß etwa 90 Grad nach außen; der Körper folgt mit einer Linksdrehung von ebenfalls rund 90 Grad. Führen Sie zugleich die Hände am Zwerchfell zusammen und heben Sie sie leicht. Der Abstand zwischen Handwurzeln und Brust beträgt etwa 10 cm; die Fingerspitzen zeigen schräg nach oben. Schauen Sie nach vorn (Abb. 32).

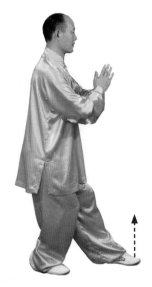

Abb. 32

2. Bewegung: Das rechte Bein
steht natürlich gerade. Heben Sie
das linke Knie, senken Sie Unterschenkel und Zehen und krümmen Sie den Knöchel nach innen.
Die Handwurzeln sollten in einem Abstand von ca. 10 cm vom
Danzhong-Akupunkturpunkt in
der Brustmitte entfernt gehalten
werden, die Fingerspitzen schräg
nach oben in einem 30 Grad-
Winkel zur Vertikale. Schauen Sie
nach vorn (Abb. 33).

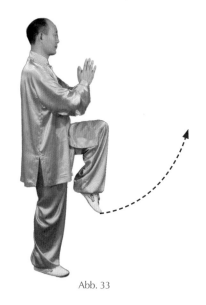

Abb. 33

3. Bewegung: Das rechte Bein
steht gerade. Drücken Sie die Zehen des linken Fußes nach oben
und setzen Sie den Fuß nach
vorn; das linke Bein ist dabei
gestreckt. Schauen Sie nach vorn
(Abb. 34).

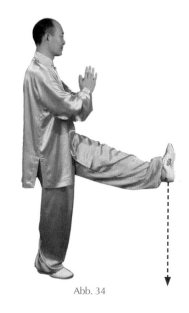

Abb. 34

4. Bewegung: Beugen Sie das rechte Bein und treten Sie mit dem linken Fuß in einem ca. 30 Grad-Winkel nach vorn links; gehen Sie in den Bogen- bzw. Ausfallschritt. Schauen Sie nach vorn (Abb. 35).

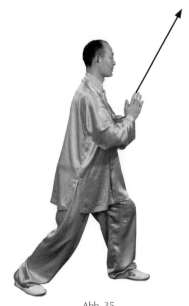

Abb. 35

5. Bewegung: Die Füße bewegen sich nicht; neigen Sie den Oberkörper etwa 45 Grad vor. Strecken Sie zugleich die Hände schräg nach oben und schauen Sie in dieselbe Richtung. Wenn Sie die Arme strecken, ziehen Sie das Kinn an und schauen Sie leicht nach unten. Strecken Sie zugleich die Arme vor, bis die Innenseiten der Oberarme die Ohren berühren und ziehen Sie die rechte Ferse nach hinten hinunter. Atmen Sie ein und halten Sie kurz an (Abb. 36).

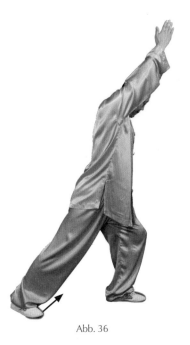

Abb. 36

6. Bewegung: Der linke Fuß bewegt sich nicht. Treten Sie mit den
Zehen des rechten Fußes auf. Strecken Sie zugleich die Arme vor dem
Körper weiter nach oben. Atmen Sie
ein, halten Sie kurz an und schauen
Sie leicht nach unten (Abb. 37).

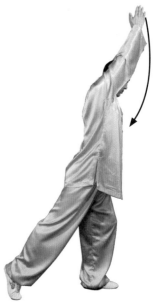

Abb. 37

7. Bewegung: Verlagern Sie Ihren
Schwerpunkt nach hinten, treten Sie
mit der rechten Ferse auf und beugen Sie das rechte Knie. Drücken Sie
zugleich die Zehen des linken Fußes
nach oben, und strecken Sie das linke
Bein, das Gesäß nach oben, die Hüfte nach unten, Brust heraus und Kopf
hoch. Führen Sie die Hände zum
Danzhong-Akupunkturpunkt zurück. Der Abstand zwischen Handwurzeln und Akupunkturpunkt beträgt etwa 15 cm. Die Fingerspitzen
zeigen in einem 30 Grad-Winkel zur
Vertikale schräg nach oben. Atmen
Sie aus, halten Sie kurz an und schau-
en Sie leicht nach oben (Abb. 38).

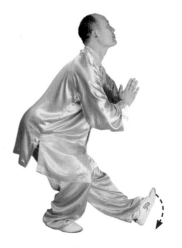

Abb. 38

8.–13. Bewegung: Wiederholung von Bewegung 2–7.

14. Bewegung: Diese Bewegung schließt an die vorige an. Erheben Sie sich, beugen Sie leicht das rechte Bein und krümmen Sie den linken Fuß in einem ca. 135 Grad-Winkel nach innen (Abb. 39). Verlagern Sie Ihren Schwerpunkt nach links, strecken Sie die Zehen des rechten Fußes in einem ca. 135 Grad-Winkel nach außen und drehen Sie sich zugleich um etwa 180 Grad. Schauen Sie nach vorn (Abb. 40).

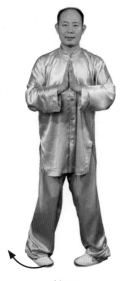

Abb. 39

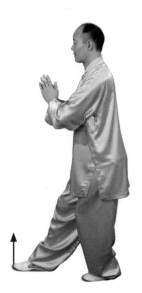

Abb. 40

Wiederholen Sie Bewegung 2–7 zweimal, nur seitenverkehrt (Abb. 41–46).

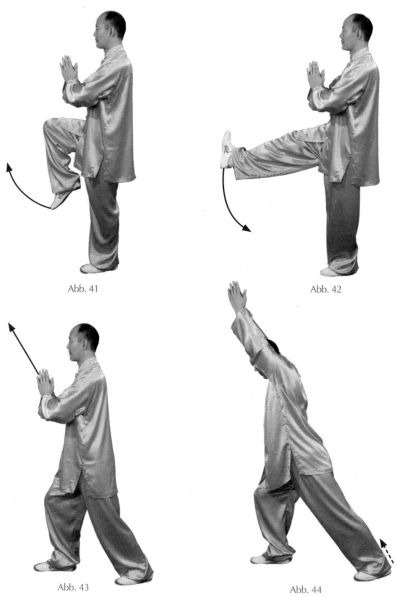

Abb. 41

Abb. 42

Abb. 43

Abb. 44

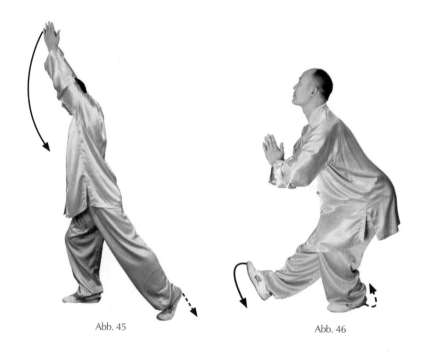

Abb. 45

Abb. 46

In einem Durchgang dieser Figur müssen Sie sich einmal nach vorne dehnen und einmal auf das gebeugte hintere Bein „setzen". Führen Sie die Übung jeweils zweimal aus: zuerst nach links, dann nach rechts.

15. Bewegung: Strecken Sie das linke Bein und richten Sie sich auf. Krümmen Sie den rechten Fuß etwa 90 Grad nach innen mit den Zehen nach vorn. Verlagern Sie den Schwerpunkt nach rechts, drehen Sie den linken Fuß etwa 45 Grad nach innen, so dass die Füße in Schulterbreite parallel stehen und stehen Sie aufrecht. Schauen Sie nach vorn

(Abb. 47). Beugen Sie dann etwa 45 Grad die Knie. Die Hände gehen auseinander, die Handflächen nach unten, die Fingerspitzen schräg zueinander gerichtet. Leiten Sie das Qi zurück zum Ursprung, indem Sie die Hände in einem Abstand von 10 cm zum Bauchnabel senken. Atmen Sie aus und schauen Sie leicht nach unten (Abb. 48).

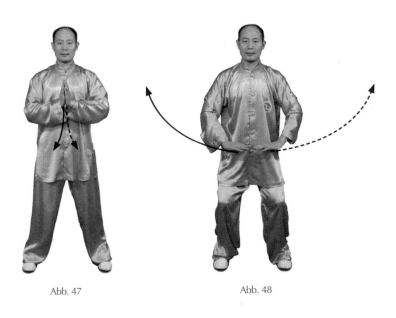

Abb. 47   Abb. 48

[Hinweise]

1. Beim Dehnen nach vorn sollten Hände und Füße kräftig ziehen. Der Rumpf sollte entspannt, aber nicht zu locker sein; alle Glieder sollten nach und nach aktiviert werden.

2. Beim Dehnen nach vorn müssen Arme, Rumpf und das hintere Bein eine Gerade bilden.

3. Wenn Sie den Schwerpunkt nach hinten verlagern, heben Sie den vorderen Fuß mit dem Dadun-Akupunkturpunkt an der Außenseite des Großen Zehs als Angelpunkt. Außerdem sollte die Hebung des Gesäßes und das Senken der Hüfte ausgeprägt sein.

4. Beim Schritt nach vorn sollten der vordere und hintere Fuß keine Gerade bilden, um eine stabile Körperhaltung zu gewähren.

5. Beim Dehnen sollte kein plötzlicher oder heftiger Druck ausgeübt werden; es erfolgt entspannt, doch nicht zu locker, langsam und sanft.

6. Wenn Sie die Hände zusammenführen, sollten die Handflächen einen Spalt auseinander sein.

[Nutzen]

1. Die langsame und kontinuierliche Dehnung aus den Händen und Füßen heraus erfasst jedes Glied, alle Muskeln und Knochen. Die Dehnung öffnet den Du-Kanal, reguliert den Dreifach-Erwärmer und fördert die Zirkulation des Qi und die Durchblutung in gelenkbenachbarten Muskeln, Sehnen und Gewebe.

2. Das Senken der Hüfte, Heben des Steißes, Spannen der Brust, Heben des Kopfes sowie das Zusammenführen der Hände vor dem Danzhong-Akupunkturpunkt kann die Funktion des Ren-Du-Kanalpaares, des Herzens und der Lunge regulieren. Das Dehnen der Wirbelsäule nach hinten fördert die Fitness und Rehabilitation der Lenden- und Nackenwirbel sowie der Beingelenke.

4. Figur: Schütteln

[Techniken]

1. Bewegung: Die Bewegung setzt im Anschluss an die Figur „Hüftdehnung" ein. Sie stehen aufrecht. Heben Sie zugleich die Arme an den Körperseiten waagerecht an, die Handflächen nach unten, die Fingerspitzen nach außen. Atmen Sie ein und schauen Sie nach vorn (Abb. 49).

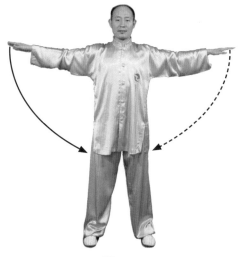

Abb. 49

2. Bewegung: Hocken Sie sich in den Pferde- bzw. Sattelsitz. Senken Sie zugleich die Arme an den Körperseiten bis etwa 45 Grad und beugen Sie die Ellbogen. Ziehen Sie die Arme in einem Bogen nach innen bis auf Schulterbreite, dann die Oberarme etwa 45 Grad nach vorn hinunter. Die Hände sind auf Höhe des Bauchnabels, die Handflächen nach oben, die Fingerspitzen nach vorn. Atmen Sie aus und schauen Sie auf die Handflächen (Abb. 50).

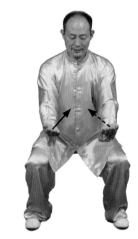

Abb. 50

3. Bewegung: Strecken Sie langsam die Beine. Machen Sie die Hände zu Fäusten: die vorderen Enden der Daumen auf die Innenseiten der Ringfingerwurzeln und krümmen Sie vom kleinen Finger bis zum Zeigefinger Finger für Finger vor dem Bauch nach innen zu Fäusten, die oberen Glieder der Finger einander gegenüber, die mittleren nach oben. Berühren Sie mit den Ellenseiten der Fäuste (zwischen dem kleinen Finger und der Elle) leicht die Seiten des Bauchnabels und schauen Sie nach vorn (Abb. 51).

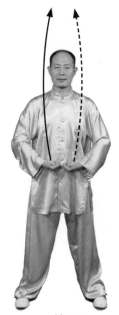

Abb. 51

Verlagern Sie dann Ihren Schwerpunkt nach rechts, beugen Sie das linke Bein waagerecht nach oben und lassen Sie den Unterschenkel fallen; die Zehen zeigen nach oben. Drehen Sie zugleich die Unterarme nach innen und halten Sie die Handrücken etwa 5 cm auseinander. Heben Sie die Handgelenke natürlich an und führen Sie die Fäuste mit den oberen Gliedern der Finger voran an den Ohrtoren vorbei bis über den Scheitel. Die Ellbogen sind leicht gebeugt und die Fäuste sind einander im Abstand von rund 10 cm gegenüber. Atmen Sie ein und schauen Sie nach vorn (Abb. 52).

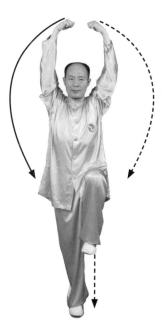

Abb. 52

4. Bewegung: Schwingen Sie das linke Bein in einem Winkel von ca. 15 Grad zur Vertikale locker nach hinten hinunter. Lassen Sie zugleich Schultern und Ellbogen hängen. Senken Sie die Arme in die Horizontale, öffnen Sie die Fäuste und halten Sie die Hände mit den Handflächen nach oben, die Fingerspitzen nach außen. Ohne Unterbrechung senken Sie dann die Arme mit einer Innendrehung. Drücken Sie mit den Hegu-Akupunkturpunkten beider Körperseiten leicht auf die Gallenblasenmeridiane zentral auf den Außenseiten der Oberschenkel. Atmen Sie aus und schauen Sie nach vorn (Abb. 53).

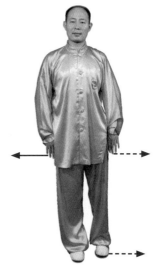

Abb. 53

Machen Sie mit dem linken Fuß einen etwa schulterbreiten Schritt nach links und rollen Sie den Fuß vom Großen Zeh zur Ferse ab; die Beine sind natürlich gestreckt. Heben Sie zugleich die Arme seitlich um etwa 45 Grad (Abb. 54).

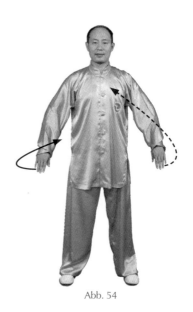

Abb. 54

5. Bewegung: Die Füße bewegen sich nicht. Drehen Sie sich etwa 45 Grad nach rechts und ziehen Sie mit der linken Hand einen Bogen nach vorn bis zur Mittellinie auf Höhe des Danzhong-Akupunkturpunktes, die Hände zu Fäusten geballt (wenn Sie den Bogen ziehen, dreht sich der linke Arm allmählich nach außen; der Ellbogen ist leicht gebeugt). Ziehen Sie zugleich mit der rechten Hand einen Bogen nach hinten bis zur Mittellinie auf Höhe des Mingmen-Akupunkturpunktes, die Handflächen mit gekrümmten Fingern nach oben (wenn Sie den Bogen ziehen, dreht sich der rechte Arm allmählich nach innen; der Ellbogen ist leicht gebeugt). Atmen Sie ein und schauen Sie zur linken Hand (Abb. 55 u. 55, Seitenansicht).

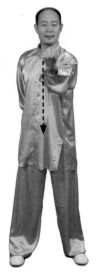
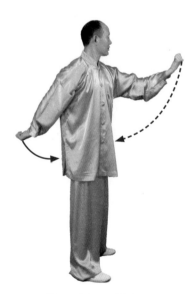

Abb. 55

Abb. 55 (Seitenansicht)

6. Bewegung: Beugen Sie die Knie etwa
30 Grad. Drehen Sie sich zugleich in eine
mittige Position, lassen Sie Schultern und
Ellbogen hängen und drücken Sie mit der
Ellenseite der linken Faust (zwischen dem
kleinen Finger und der Elle) leicht auf das
untere Dantian. Drücken Sie zugleich mit
der Speichenseite der rechten Faust (zwischen dem Daumen und der Speiche)
leicht auf das Kreuzbein. Atmen Sie aus
und schauen Sie leicht nach unten (Abb.
56).

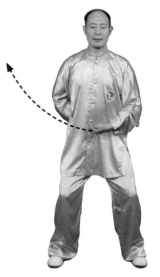

Abb. 56

7. Bewegung: Strecken Sie langsam die
Beine. Drehen Sie zugleich den Rumpf
etwa 90 Grad nach rechts und öffnen Sie
die Fäuste. Strecken Sie die linke Hand
nach rechts bis auf Höhe des Danzhong-
Akupunkturpunktes, den Ellbogen leicht
gebeugt, die Handfläche nach oben, die
Fingerspitzen nach rechts.

Strecken Sie die rechte Hand nach links
bis auf Höhe des Mingmen-Akupunkturpunktes, den Ellbogen leicht gebeugt, die
Handfläche nach oben, die Fingerspitzen
nach links. Schauen Sie zur linken Hand
(Abb. 57).

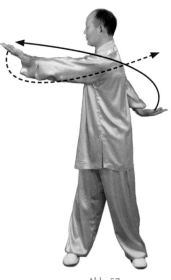

Abb. 57

Drehen Sie sich wieder in eine mittige Position. Führen Sie die linke Hand in einem Bogen von rechts nach links vor dem Körper her, die rechte Hand entsprechend von links nach rechts hinter dem Körper her. Strecken Sie die Arme waagerecht an den Körperseiten, die Ellbogen leicht gebeugt, die Handflächen nach unten, die Fingerspitzen nach außen. Schauen Sie nach vorn (Abb. 58).

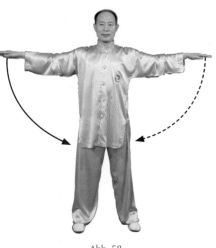

Abb. 58

8.–13. Bewegung: Wiederholen Sie Bewegung 2–7, nur seitenverkehrt (Abb. 59–66).

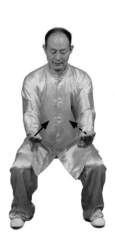

Abb. 59

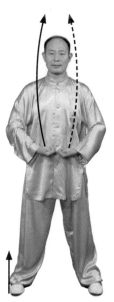

Abb. 60

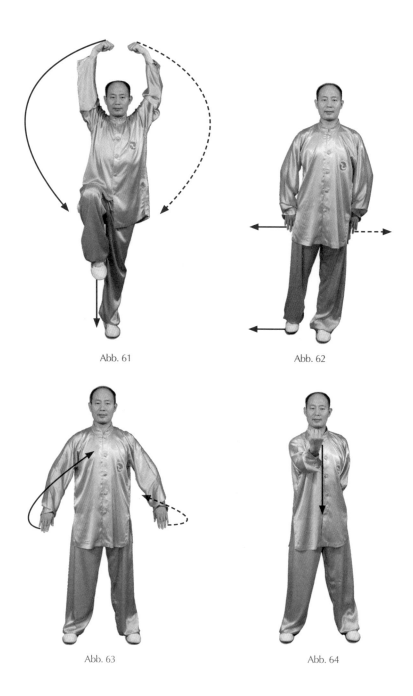

Abb. 61

Abb. 62

Abb. 63

Abb. 64

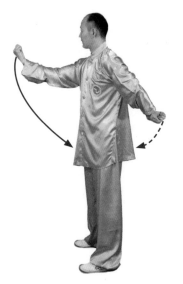

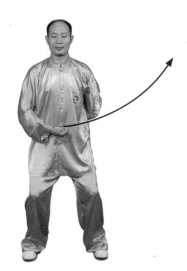

Abb. 64 (Rückenansicht)   Abb. 65

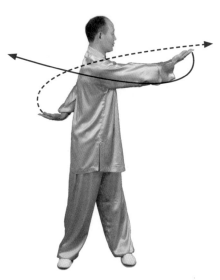

Abb. 66

Wiederholen Sie die Bewegungen 2–13.

Diese Figur ist pro Durchgang einmal nach links und einmal nach rechts auszuführen, insgesamt zwei Durchgänge.

Machen Sie nach dem zweiten Durchgang weiter (Abb. 67). Strecken Sie langsam die Beine. Öffnen Sie zugleich die Fäuste. Formen Sie die Arme über dem Kopf zu einem Bogen – die linke Hand zuerst nach unten, dann nach links und hinauf bis über den Kopf; die rechte entsprechend nach unten, nach rechts und hinauf. Die Fingerspitzen zeigen aufeinander zu und die Handflächen nach unten. Atmen Sie ein und schauen Sie nach vorn (Abb. 68).

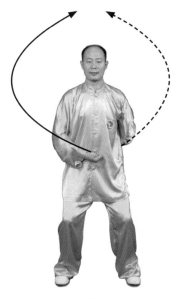

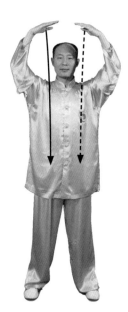

Abb. 67   Abb. 68

Beugen Sie dann die Knie um ca. 45 Grad. Leiten Sie zugleich das Qi zurück zum Ursprung: Senken Sie die Hände die Körpervorderseite entlang im Abstand von 10 cm bis auf Höhe des Bauchnabels, die Fingerspitzen einander schräg gegenüber. Atmen Sie aus und schauen Sie leicht nach unten (Abb. 69).

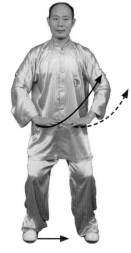

Abb. 69

[Hinweise]

1. Das Heben der Fäuste und Knie müssen abgestimmt sein. Beim Hinunterschwingen der Beine müssen Sie locker lassen. Entscheidend beim Schwingen der Beine und der damit verbundenen Lockerung von Hüfte und Knie ist der Zug aus dem Knöchel; die Kraft erwächst aus der Trägheit des Körpers.

2. Beim Heben der Knie und Arme atmen Sie ein und ziehen zugleich die Hüfte nach oben.

3. Wenn die Arme auf den Gallenblasenmeridian drücken, müssen Sie Schultern und Ellbogen hängen lassen und die Handgelenke anziehen. Sie müssen gleichzeitig auf den Qihai-Akupunkturpunkt und das Kreuzbein drücken. Die Kraft kommt aus der Trägheit der herunterfallenden Arme.

4. Wie hoch Sie die Knie heben, hängt von Ihnen ab und sollte nicht übertrieben werden.

5. Das Schwingen der Beine sollte leicht und langsam erfolgen.

[Nutzen]

1. Durch das beidseitige Drehen des Dai-Kanals und der Wirbelsäule können Sie die Biegsamkeit der Hüfte stärken. Der Druck auf den Gallenblasenmeridian und das Schütteln des Dantian schafft neue Vitalität; die Zirkulation des Qi, die Versorgung der Muskulatur und die Durchblutung werden optimiert. So stärken Sie Ihre Körperabwehr.

2. Durch passive Dehnung und Streckung der Gelenke unter Ausnutzung der Trägheit und eigenen Schwerkraft des Rumpfes und der Gliedmaßen werden Hüfte, Knie und Knöchel gedehnt. Dies schafft Linderung von durch langzeitige Überlastung hervorgerufenen Schäden und fördert die Fitness und Rehabilitation der Beingelenke.

5. Figur: Wirbel- und Rückenmassage

[Techniken]

1. Bewegung: Die Bewegung setzt im Anschluss an die Figur „Schütteln" ein. Verlagern Sie Ihren Schwerpunkt nach links. Der rechte Fuß tritt neben den linken (rechter T-Schritt). Schwingen Sie zugleich die Arme nach unten, nach links und dann nach oben. Der linke Arm schwingt bis auf Schulterhöhe, die Handfläche nach unten, die Fingerspitzen nach links; der rechte schwingt um etwa 45 Grad nach links hinunter, die Fingerspitzen nach links. Die Ellbogen sind leicht gebeugt. Atmen Sie ein und schauen Sie auf die linke Hand (Abb. 70).

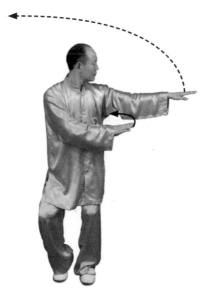

Abb. 70

2. Bewegung: Diese Bewegung schließt ohne Unterbrechung an die erste an. Das linke Bein bleibt 45 Grad gebeugt. Drehen Sie das rechte Bein mit dem rechten Fußballen als Angelpunkt nach außen, bis die Zehen nach vorn rechts zeigen. Schwingen Sie zugleich das Gesäß nach links und beugen Sie den Oberkörper 45 Grad nach rechts. Schwingen Sie den linken Arm 45 Grad nach oben rechts und beugen Sie leicht den Ellbogen, die Handfläche nach oben, die Fingerspitzen nach rechts. Bewegen Sie die rechte Hand bis unter die linke Achsel, den Laogong-Akupunkturpunkt der rechten Hand auf Höhe des Dabao-Akupunkturpunktes, die beiden Akupunkturpunkte ca. 10 cm auseinander. Beugen Sie den Ellbogen, spreizen Sie die Achsel, atmen Sie aus und schauen Sie zur linken Hand. Wenn Sie den Rumpf ca. 45 Grad nach rechts beugen, drehen Sie auch den Kopf nach rechts. Atmen Sie aus, halten Sie kurz an und schauen Sie nach unten rechts (Abb. 71).

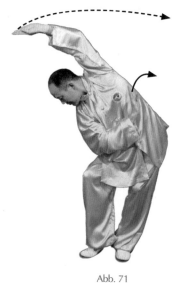

Abb. 71

3. Bewegung: Bewegen Sie sich von der Endposition der 2. Bewegung gemäß dem ursprünglichen Bewegungsablauf zurück zur ersten Bewegung (Abb. 72).

4. Bewegung: Setzen Sie den rechten Fuß etwa in Schulterbreite nach rechts, verlagern Sie Ihren Schwerpunkt nach rechts und beugen Sie leicht das rechte Knie. Der linke Fuß tritt mit den Zehen wieder neben den rechten (T-Schritt). Schwingen Sie zugleich die Arme nach unten und dann nach rechts. Schwingen Sie den rechten Arm bis auf Schulterhöhe, die Handfläche nach unten, die Fingerspitzen nach rechts; schwingen Sie den linken Arm in einem ca. 45 Grad-Winkel zur Horizontale nach unten rechts. Beugen Sie leicht die Ellbogen, die Handflächen nach unten, die Fingerspitzen nach außen. Atmen Sie ein und schauen Sie zur rechten Hand (Abb. 73).

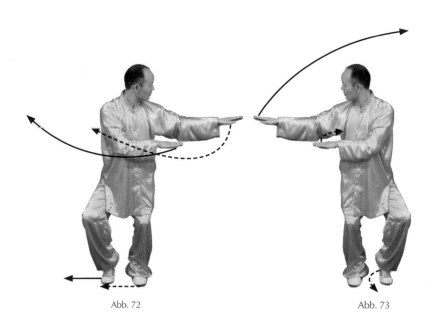

Abb. 72   Abb. 73

5. Bewegung: Entspricht Bewegung 2, nur seitenverkehrt (Abb. 74 u. 74, Rückenansicht).

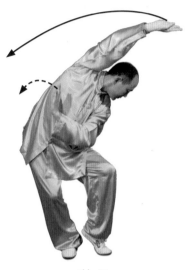 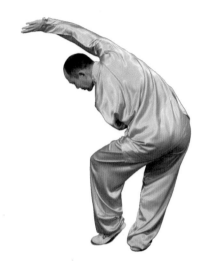

Abb. 74   Abb. 74 (Rückenansicht)

6. Bewegung: Bewegen Sie sich von der Endposition der 5. Bewegung gemäß dem ursprünglichen Bewegungsablauf zurück zur vierten Bewegung (Abb. 75).

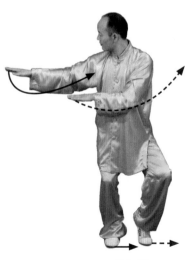

Abb. 75

7. Bewegung: Entspricht Bewegung 4, nur seitenverkehrt (Abb. 76).
Wiederholen Sie Bewegung 2–6.

Ein Durchgang dieser Figur umfasst die komplette Bewegungsserie
einmal nach links, einmal nach rechts. Trainieren Sie zwei Durchgänge.

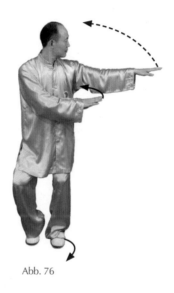

Abb. 76

Beginnen Sie nach dem zweiten Durchgang (Abb. 77). Setzen Sie
den linken Fuß etwa in Schulterbreite parallel neben den rechten.
Die Beine sind gestreckt. Bewegen Sie zugleich den linken Arm nach
unten, nach links und dann waagerecht zur Seite nach oben, den rechten Arm entsprechend auf der rechten Seite. Die Ellbogen sind leicht
gebeugt, die Handflächen zeigen nach oben, die Fingerspitzen nach
außen (Abb. 78).

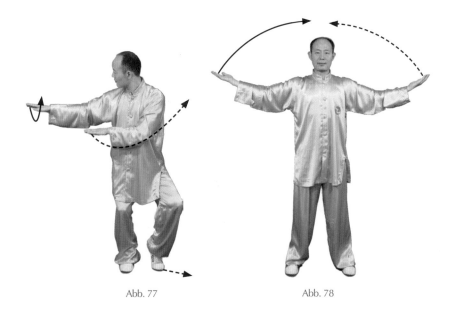

Abb. 77   Abb. 78

Strecken Sie dann die Arme
nach oben und formen Sie einen
Bogen, die Fingerspitzen im Abstand von 10 cm zueinander, die
Handflächen nach unten. Atmen
Sie ein und schauen Sie nach
vorn (Abb. 79).

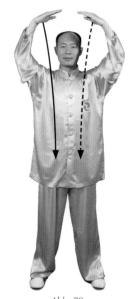

Abb. 79

Beugen Sie dann die Knie um etwa 45 Grad. Leiten Sie das Qi zurück zum Ursprung: Senken Sie die Hände vor dem Bauch im Abstand von 10 cm bis auf Höhe des Bauchnabels; die Fingerspitzen sind einander schräg gegenüber. Atmen Sie aus und schauen Sie leicht nach unten (Abb. 80).

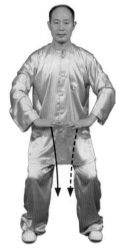

Abb. 80

[Hinweise]

1. Heben und senken Sie die Füße sanft. Das Einziehen des Hüftgelenks und das Heben der Knie wird von der Hüfte angetrieben.

2. Das Drehen und Schwingen der Arme nach oben rechts und oben links soll von der Hüfte bis zur Brust und von den Schultern bis zu den Händen durch alle Glieder erfolgen.

3. Koordinieren Sie die Bewegung mit der Atmung: beim Heben der Arme einatmen, beim Senken ausatmen.

4. Bei Schritten zur Seite ist auf eine stabile Körperhaltung zu achten. Die Schrittlänge hängt von Ihnen ab.

5. Die Bewegungen erfolgen kontinuierlich aufeinander.

[Nutzen]

1. Das seitliche Beugen und Strecken der Wirbelsäule stärkt die Elastizität und Flexibilität der Bänder und Sehnen und die Kraft der Muskeln in der Nähe der Wirbel. So bleibt die Stabilität der Wirbel erhalten.

2. Das seitliche Beugen und Strecken sowie die Außendrehung der Beine fördert die Zirkulation des Qi in Leber und Lunge.

6. Figur: Das Gesäß schwingen

[Techniken]

1. Bewegung: Die Bewegung setzt im Anschluss an die Figur „Wirbel- und Rückenmassage" ein. Bleiben Sie in der Kniebeuge (ca. 45 Grad) und ziehen Sie das Kinn an. Beugen Sie sich um etwa 45 Grad nach vorn und dehnen Sie dabei vom Kopf beginnend langsam und hintereinander Nacken-, Brust- und Lendenwirbel bis zum Kreuzbein. Senken Sie zugleich die Hände die Vertikale entlang hinunter bis zwischen die Knie. Drehen Sie allmählich die Fingerspitzen nach unten, die Handrücken aneinander und die Ellbogen leicht gebeugt. Schauen Sie auf die Hände (Abb. 81).

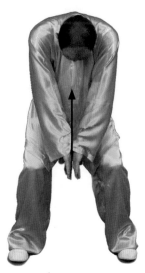

Abb. 81

2. Bewegung: Strecken Sie langsam die Beine. Strecken Sie vom
Kreuzbein beginnend langsam und hintereinander Lenden-, Brust-,
Nackenwirbel und den Kopf, bis Sie aufrecht stehen. Heben Sie zugleich die Arme; die Hände gleiten dabei die vordere Mittellinie entlang vor die Brust, die Unterarme sind waagerecht, die Fingerspitzen
zeigen nach unten. Die Bewegung geht ununterbrochen weiter. Lassen
Sie Schultern und Ellbogen hängen, drehen Sie allmählich die Fingerspitzen nach oben und führen Sie dann die Handflächen vor der Brust
zusammen. Die Handwurzeln befinden sich in einem Abstand von
rund 10 cm auf Höhe des Danzhong-Akupunkturpunktes, die Unterarme werden fast waagerecht gehalten. Atmen Sie ein und schauen Sie
leicht nach unten (Abb. 82).

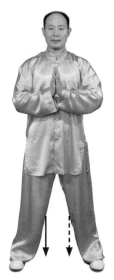

Abb. 82

3. Bewegung: Beugen Sie die Knie etwa 45 Grad. Die anderen Bewegungen sind identisch (Abb. 83).

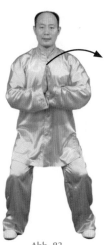

Abb. 83

4. Bewegung: Knie und Zehen sind auf gleicher Höhe, die Richtung ist unverändert. Halten Sie Kopf und Nacken gerade und schwingen Sie das Gesäß langsam erst nach links und dann nach vorn. Schieben Sie zugleich die Hände in dieselbe Richtung; die Arme formen einen Bogen. Atmen Sie aus, halten Sie kurz an und schauen Sie nach unten links (Abb. 84 u. 84, Rückenansicht).

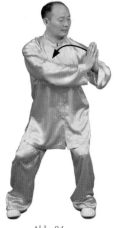

Abb. 84

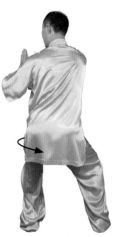

Abb. 84 (Rückenansicht)

5. Bewegung: Lockern Sie Gesäß und Arme und gehen Sie zurück in die zentrale Ausgangsposition wie in Bewegung 3 (Abb. 85).

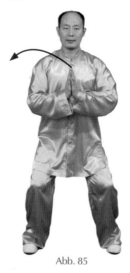

Abb. 85

6. Bewegung: Entspricht Bewegung 4, nur seitenverkehrt (Abb. 86 u. 86, Rückenansicht).

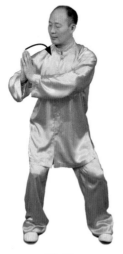 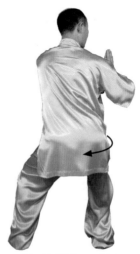

Abb. 86   Abb. 86 (Rückenansicht)

7. Bewegung: Lockern Sie Gesäß und Arme und gehen Sie zurück in die zentrale Ausgangsposition wie in Bewegung 3 (Abb. 87).

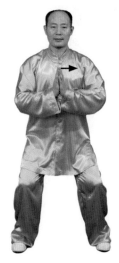

Abb. 87

Wiederholen Sie Bewegung 4–7.

8. Bewegung: Knie und Zehen sind auf gleicher Höhe, die Richtung ist unverändert. Halten Sie Kopf und Nacken gerade und schwingen Sie das Gesäß nach links. Bewegen Sie zugleich die Hände mit den Handgelenken als Achse etwa 45 Grad schräg nach links. Schauen Sie nach unten links (Abb. 88 u. 88, Rückenansicht). Die Bewegung geht ununterbrochen weiter. Ziehen Sie mit dem Steiß als Angelpunkt zwei horizontale Kreise im Uhrzeigersinn. Zugleich ziehen die Hände mit den Handgelenken als Achse und der Spitze des Mittelfingers als Orientierungspunkt zwei horizontale Kreise im Uhrzeigersinn. Beim Kreisen halten die Hände etwa einen 45 Grad-Winkel zur Vertikale ein. Atmen Sie natürlich und lassen Sie den Blick unangestrengt mitkreisen. Am Endpunkt des zweiten Kreises geht die Bewegung ununterbrochen weiter: Der Steiß und die Hände kreisen nach vorn in eine mittige Position zurück. Schauen Sie nach vorn (Abb. 89).

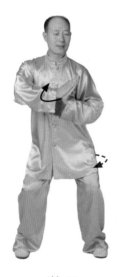

Abb. 88

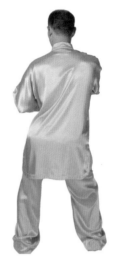

Abb. 88 (Rückenansicht)

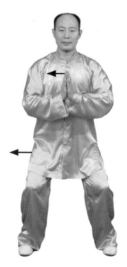

Abb. 89

9. Bewegung: Entspricht Bewegung 8, nur seitenverkehrt (Abb. 90; 90, Rückenansicht; 91).

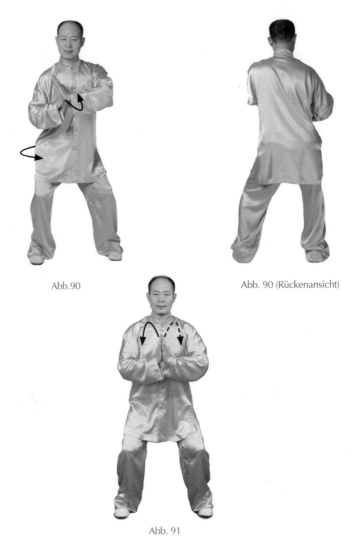

Abb.90   Abb. 90 (Rückenansicht)

Abb. 91

Einmal nach links und einmal nach rechts ausgeführt bildet diese Figur einen Durchgang. Trainieren Sie insgesamt zwei Durchgänge. Ziehen Sie dann 2 Kreise im Uhrzeigersinn und 2 Kreise gegen den Uhrzeigersinn.

10. Bewegung: Bei der letzten Drehung gegen den Uhrzeigersinn gehen die Hände von den Daumen bis zu den kleinen Fingern nacheinander auseinander. Drehen Sie die Handflächen nach oben und die Fingerspitzen nach vorn (Abb. 92). Krümmen Sie dann die Finger vom kleinen Finger bis zum Daumen nacheinander leicht zur Handinnenseite und zum Körper hin und drehen Sie dabei die Handgelenke. Führen Sie die Hände unter den Achseln hindurch bis unter die Schulterblätter, die Handflächen nach hinten und die Fingerspitzen nach unten. Die Handgelenke berühren die Seiten der Wirbelsäule (Abb. 93 u. 93, Rückenansicht).

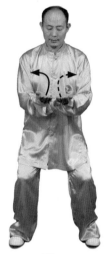

Abb. 92

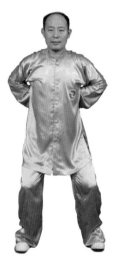

Abb. 93

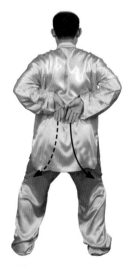

Abb. 93 (Rückenansicht)

11. Bewegung: Strecken Sie langsam die Beine und schieben Sie zugleich die Hände hinunter zum Huantiao-Akupunkturpunkt. Atmen Sie ein und schauen Sie nach vorn (Abb. 94 u. 94, Rückenansicht). Heben Sie dann allmählich die Arme mit einer Außendrehung an den Körperseiten waagerecht an (Abb. 95). Ohne Unterbrechung formen Sie dann mit den Armen einen Bogen über dem Körper, die Fingerspitzen etwa 10 cm voneinander entfernt. Schauen Sie nach vorn (Abb. 96). Beugen Sie dann die Knie um etwa 45 Grad. Leiten Sie zugleich das Qi zurück zum Ursprung: Senken Sie die Hände vor dem Körper im Abstand von 10 cm bis auf Höhe des Bauchnabels; die Fingerspitzen sind einander schräg gegenüber, die Handflächen zeigen nach unten. Atmen Sie aus und schauen Sie leicht nach unten (Abb. 97).

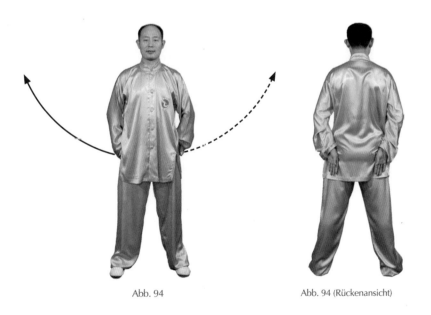

Abb. 94   Abb. 94 (Rückenansicht)

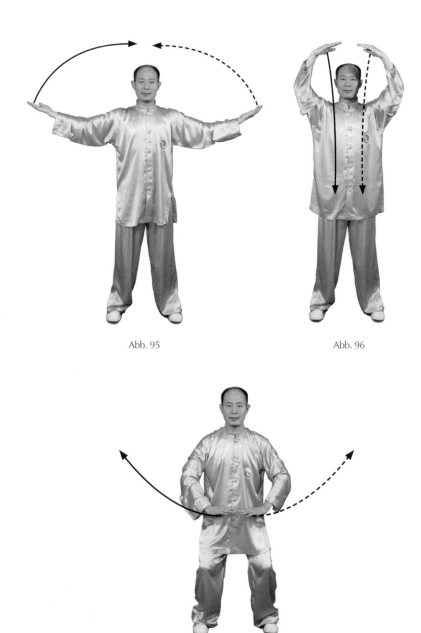

Abb. 95

Abb. 96

Abb. 97

1. Das seitliche Schwingen des Gesäßes erfolgt aus dem Kreuzbein heraus; Lenden- und Brustwirbel schwingen sanft und langsam mit. Der Schwerpunkt darf sich nicht zu den Seiten verlagern.

2. Hände und Steiß bewegen sich in dieselbe Richtung. Der Blick folgt den Händen nach vorn und nach unten.

3. Das Schwingen des Gesäßes sollte nicht heftig erfolgen.

4. Ihre Bewegungen können allmählich ausgeprägter werden. Erzwingen Sie nichts.

5. Wenn Sie die Hände zusammenführen, sollten die Handflächen einen Spalt auseinander sein..

[Nutzen]

1. Beim Schwingen des Gesäßes treibt der Steiß die Wirbelsäule an und diese wiederum die Gliedmaßen. Dies wirkt auf die Wirbelsäule und die inneren Organe wie eine Massage. Die Funktion der inneren Organe wird reguliert und die Biegsamkeit der Hüfte verbessert.

2. Das Drehen der aneinander liegenden Hände massiert und dehnt Schultern, Ellbogen, Hand- und Fingergelenke.

3. Die Regulation des Ren-Chong-Kanalpaares und des Dai-Kanals fördert die Gesunderhaltung und Rehabilitation bei Ermüdungserscheinungen und Schäden an Hüfte und Beinen.

7. Figur: Rippen- und Brustmassage

[Techniken]

1. Bewegung: Die Bewegung setzt im Anschluss an die Figur „Das Gesäß schwingen" ein. Strecken Sie die Beine. Heben Sie zugleich die Arme waagerecht zu den Körperseiten an, die Handflächen nach unten, die Fingerspitzen nach außen. Atmen Sie ein und schauen Sie nach vorn (Abb. 98).

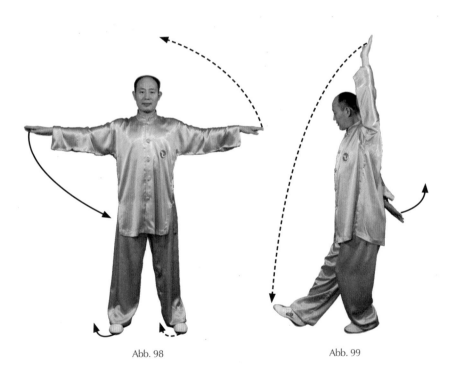

Abb. 98   Abb. 99

2. Bewegung: Verlagern Sie Ihren Schwerpunkt nach rechts und drehen Sie den linken Fuß etwa 45 Grad nach innen. Verlagern Sie dann den Schwerpunkt wieder nach links. Beugen Sie leicht das linke Bein, strecken Sie das rechte, drücken Sie die Zehen des rechten Fußes nach oben und drehen Sie den rechten Fuß auf der Ferse etwa 90 Grad. Drehen Sie sich zugleich rund 90 Grad nach rechts (Abb. 99). Die Bewegung geht ununterbrochen weiter. Verlagern Sie Ihren Schwerpunkt nach hinten, beugen Sie sich vor und schwingen Sie mit den Armen vertikal: Bewegen Sie den linken Arm zuerst nach oben, dann nach vorn und schließlich nach unten, bis die Handfläche leicht die rechten Zehen berührt, die Fingerspitzen nach vorn hinunter, den Ellbogen leicht gebeugt. Bewegen Sie zugleich den rechten Arm von der Körpervorderseite nach unten, dann nach hinten und auf der Körperhinterseite nach oben, Handfläche nach oben und Fingerspitzen schräg nach oben, den Ellbogen leicht gebeugt. Atmen Sie aus, halten Sie kurz an und schauen Sie leicht nach unten (Abb. 100 u. 100, Rückenansicht).

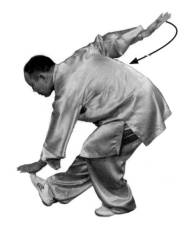

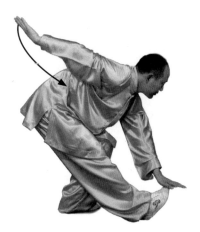

Abb. 100   Abb. 100 (Rückenansicht)

3. Bewegung: Beugen Sie den rechten Ellbogen und führen Sie die rechte Hand unter die rechte Achsel, die Handfläche nach innen, die Fingerspitzen nach unten (Abb. 101). Treten Sie dann mit dem rechten Fuß etwa 30 Grad nach hinten rechts, verlagern Sie Ihren Schwerpunkt nach hinten und gehen Sie in den linken „leeren Schritt". Stehen Sie dann gerade und drehen Sie den Oberkörper nach links. Massieren Sie mit der rechten Handwurzel von der Mitte der Achsel nach unten bis über die Hüfte. Ziehen Sie dann mit der rechten Hand einen Bogen nach vorn bis zur vorderen zentralen Mittellinie auf Höhe des Danzhong-Akupunkturpunktes, den rechten Ellbogen leicht gebeugt, die Handfläche nach unten und die Fingerspitzen nach vorn. Ziehen Sie zugleich mit der linken Hand an der Außenseite des linken Hüftgelenks vorbei einen Bogen nach oben bis unter die Achsel, die Handfläche nach innen, die Fingerspitzen nach unten. Atmen Sie aus und schauen Sie zur rechten Hand (Abb. 102).

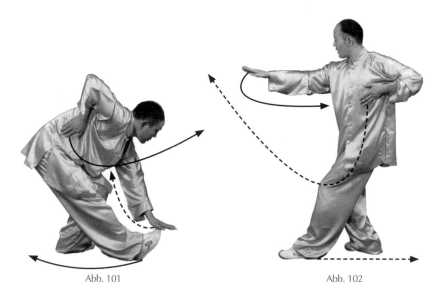

Abb. 101   Abb. 102

4. Bewegung: Treten Sie dann mit dem linken Fuß etwa 30 Grad nach hinten links, verlagern Sie Ihren Schwerpunkt nach hinten und gehen Sie in den rechten „leeren Schritt". Drehen Sie zugleich den Oberkörper nach rechts. Massieren Sie mit der linken Handwurzel von der Mitte der Achsel nach unten bis über die Hüfte. Ziehen Sie dann mit der linken Hand einen Bogen nach vorn bis zur vorderen zentralen Mittellinie auf Höhe des Danzhong-Akupunkturpunktes, den linken Ellbogen leicht gebeugt, die Handfläche nach unten und die Fingerspitzen nach vorn. Ziehen Sie zugleich mit der rechten Hand an der Außenseite des rechten Hüftgelenks vorbei einen Bogen nach oben bis unter die Achsel, die Handfläche nach innen, die Fingerspitzen nach unten. Atmen Sie aus und schauen Sie zur linken Hand (Abb. 103).

5. Bewegung: Entspricht Bewegung 4, nur seitenverkehrt (Abb. 104).

6. Bewegung: Entspricht Bewegung 4. Siehe Abb. 103.

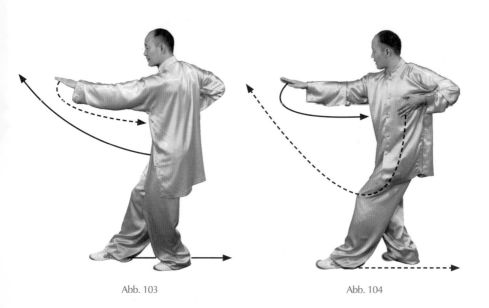

Abb. 103   Abb. 104

7. Bewegung: Machen Sie vom Ende der vierten Bewegung (Abb. 105) weiter. Beugen Sie das linke Knie, strecken Sie das rechte Bein und stellen Sie den rechten Fuß mit den Zehen nach oben auf die Ferse. Verlagern Sie Ihren Schwerpunkt nach hinten und beugen Sie sich gleichzeitig nach vorn. Senken Sie die linke Hand und berühren Sie mit der linken Handfläche leicht die rechten Zehen, die Fingerspitzen nach vorn. Senken Sie den rechten Arm und ziehen Sie dann an der Außenseite des rechten Hüftgelenks einen Bogen aufwärts nach hinten, Handfläche nach oben und Fingerspitzen schräg nach oben. Atmen Sie aus, halten Sie kurz an und schauen Sie leicht nach unten (Abb. 106).

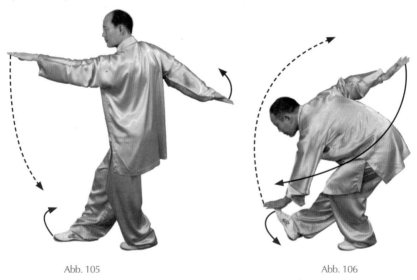

Abb. 105   Abb. 106

8. Bewegung: Stehen Sie aufrecht und krümmen Sie den rechten Fuß etwa 135 Grad nach innen. Die Bewegung geht ununterbrochen weiter. Verlagern Sie Ihren Schwerpunkt nach rechts. Stellen Sie den linken Fuß mit den Zehen nach oben auf die Ferse und drehen Sie ihn

etwa 135 Grad nach außen. Das linke Bein ist gestreckt. Drehen Sie sich etwa 180 Grad nach links. Die Bewegung geht ununterbrochen weiter. Verlagern Sie Ihren Schwerpunkt nach hinten und beugen Sie sich nach vorn. Drehen Sie den linken Arm nach innen und ziehen Sie einen Bogen erst nach vorn, dann nach oben über den Scheitel wieder hinunter nach hinten, Handfläche nach oben und Fingerspitzen schräg nach oben; der Ellbogen ist leicht gebeugt. Bewegen Sie den rechten Arm erst nach unten, dann von rechts nach oben über den Scheitel nach vorn und wieder hinunter. Die rechte Handfläche berührt leicht die linken Zehen und die Fingerspitzen zeigen nach außen. Atmen Sie aus, halten Sie kurz an und schauen Sie leicht nach unten (Abb. 107–109).

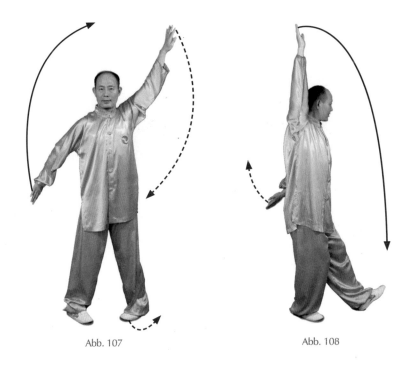

Abb. 107   Abb. 108

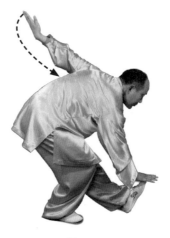

Abb. 109

9.–13. Bewegung: Entsprechen Bewegung 3–7, nur seitenverkehrt (Abb. 110–115).

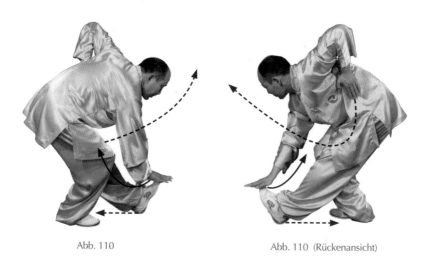

Abb. 110   Abb. 110 (Rückenansicht)

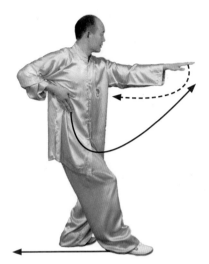

Abb. 111

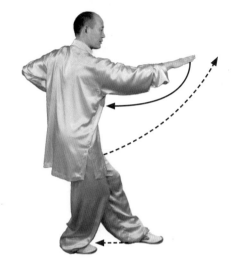

Abb. 112

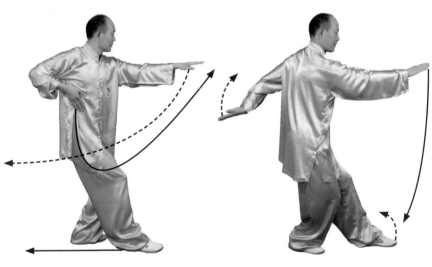

Abb. 113

Abb. 114

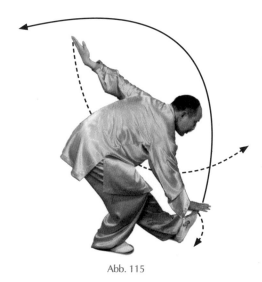

Abb. 115

Bei dieser Figur machen Sie viermal linksseitig den Schritt nach hinten, jeweils mit einer Rippenmassage. Das gleiche gilt für die rechte Seite.

Ein Durchgang besteht aus 4 Rippenmassagen. Trainieren Sie insgesamt 2 Durchgänge, einmal links- und einmal rechtsseitig.

14. Bewegung: Machen Sie vom Ende der 13. Bewegung weiter (Abb. 115). Krümmen Sie den linken Fuß etwa 90 Grad nach innen, die Zehen nach vorn. Verlagern Sie dann Ihren Schwerpunkt leicht nach links, drehen Sie die rechte Ferse etwa 45 Grad nach innen, so dass die Füße schulterbreit voneinander entfernt parallel stehen und strecken Sie die Beine. Drehen Sie sich zugleich etwa 90 Grad nach rechts und stehen Sie mittig. Drehen Sie den rechten Arm nach innen, heben Sie ihn nach vorn und dann nach oben über den Scheitel hinweg waagerecht auf die rechte Seite, die Handfläche nach oben, die

Fingerspitzen nach außen. Senken Sie den linken Arm zuerst und heben Sie ihn dann auf der linken Körperseite waagerecht an, die Handfläche nach oben, die Fingerspitzen nach außen. Schauen Sie nach vorn (Abb. 116).

Formen Sie dann mit den Armen einen Bogen nach oben, die Fingerspitzen einander im Abstand von 10 cm gegenüber, die Handflächen schräg nach unten. Atmen Sie ein und schauen Sie nach vorn (Abb. 117). Beugen Sie dann die Knie etwa 45 Grad.

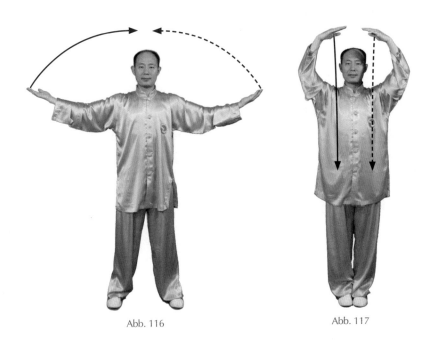

Abb. 116   Abb. 117

Leiten Sie dann das Qi zurück
zum Ursprung: Senken Sie die
Hände vor dem Bauch im Abstand von 10 cm bis auf Höhe des
Bauchnabels; die Fingerspitzen
einander schräg gegenüber, die
Handflächen nach unten. Atmen
Sie aus und schauen Sie leicht
nach unten (Abb. 118).

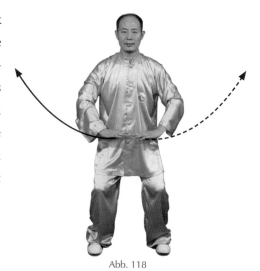

Abb. 118

[Hinweise]

1. Beidseitiges Drehen der Wirbelsäule aus der Hüfte dehnt die
Rippengegend auf beiden Seiten des Rumpfes. Wenn Sie mit den
Handwurzeln vom Dabao-Akupunkturpunkt die Mittellinie der Ach-
seln entlang nach unten massieren, sollte dies sanft und fließend Glied
für Glied geschehen. Folgen Sie mit dem Blick den Händen und seien
Sie ruhig und entspannt.

2. Bei der Rippenmassage aktiviert das Qi aus dem unteren Dantian
die Hüfte; die Hüfte zieht die Schultern mit, die Schultern ziehen die
Arme mit, die Arme die Handgelenke bis zu den Fingern. So fördern
Sie die Zirkulation des Qi und aktivieren alle Glieder.

3. Diese Figur stellt relativ hohe Anforderungen an die Körperkoor-
dination. Durch die Ausführung der schwierigen Bewegungen können
Sie Ihre Koordination verbessern.

4. Anfänger können die Bewegungen getrennt üben, z. B. zuerst den Schritt nach hinten und danach die Rippenmassage in stehender Position. Später können alle Bewegungen zusammenhängend ausgeführt werden.

[Nutzen]

1. Das Schwingen der Arme, Berühren der Füße sowie das Beugen und Strecken der Beine kann die Beweglichkeit der Schultern und Biegsamkeit der Beine verbessern.

2. Das Massieren der Rippengegend und des Dabao-Akupunkturpunkes mit den Händen sowie das beidseitige spiralförmige Drehen der Wirbelsäule stimuliert die Ausscheidungsfunktion der Leber und den Stoffwechsel der Milz.

8. Figur: Fliegen

[Techniken]

1. Bewegung: Die Bewegung setzt im Anschluss an die Figur „Rippen- und Brustmassage" ein. Verlagern Sie Ihren Schwerpunkt nach rechts. Stehen Sie auf dem rechten Bein und heben Sie das linke Knie. Der Unterschenkel hängt natürlich herunter und die Zehen zeigen nach unten. Heben Sie zugleich die Arme an den Seiten etwas über der Schulterlinie, die Ellbogen leicht gebeugt, die Handflächen nach unten und die Fingerspitzen nach außen. Atmen Sie ein und schauen Sie nach vorn (Abb. 119).

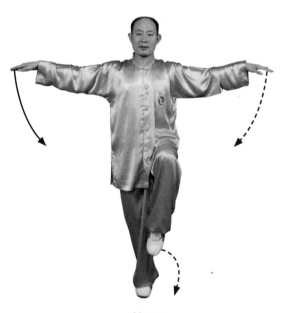

Abb. 119

2. Bewegung: Beugen Sie das rechte Knie und treten Sie mit dem linken Fuß etwa 30 Grad nach links vor, die Zehen nach vorn. Ziehen Sie zugleich mit den Armen einen Bogen nach vorn hinunter. Die Arme hängen natürlich herunter, der linke vorn links, der rechte vorn rechts; die Ellbogen sind natürlich gebeugt, die Hände auf Höhe des Bauchnabels, die Handflächen nach unten, die Fingerspitzen der linken Hand nach vorn links, die der rechten Hand nach vorn rechts. Atmen Sie aus und schauen Sie leicht nach unten (Abb. 120).

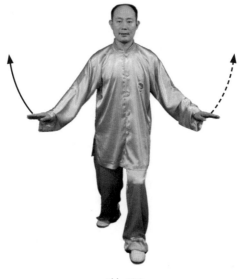

Abb. 120

3. Bewegung: Verlagern Sie Ihren Schwerpunkt nach links. Stehen Sie auf dem linken Bein und heben Sie das rechte Knie. Der Unterschenkel hängt natürlich herunter und die Zehen zeigen nach unten.

Heben Sie zugleich die Arme
an den Seiten etwas über der
Schulterlinie, die Ellbogen leicht
gebeugt, die Handflächen nach
unten. Atmen Sie ein und schau-
en Sie nach vorn (Abb. 121).

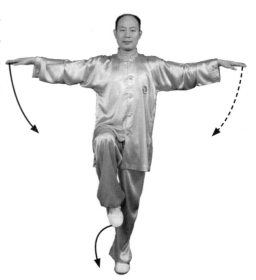

Abb. 121

4. Bewegung: Beugen Sie das
linke Knie und treten Sie mit
dem rechten Fuß etwa 30 Grad
nach rechts vor, die Zehen nach
vorn. Ziehen Sie zugleich mit den
Armen einen Bogen nach vorn
hinunter. Die Hände hängen auf
Höhe des Bauchnabels natürlich
herunter; die Ellbogen sind natürlich gebeugt, die Handflächen
zeigen nach unten, die Fingerspitzen der linken Hand nach vorn
links, die der rechten Hand nach
vorn rechts. Atmen Sie aus und
schauen Sie leicht nach unten
(Abb. 122).

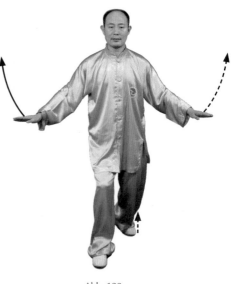

Abb. 122

5. Bewegung: Wiederholen Sie Bewegung 1–4, allerdings muss beim vierten Schritt der rechte Fuß parallel neben dem linken stehen, die Knie sind leicht zu beugen (Abb. 123 u. 124).

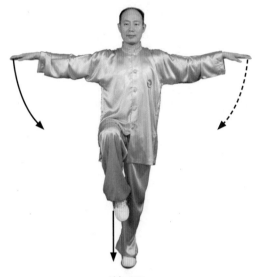

Abb. 123

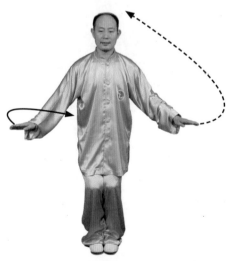

Abb. 124

6. Bewegung: Strecken Sie langsam die Beine. Ziehen Sie zugleich mit dem linken Arm einen Bogen von etwa 45 Grad nach vorn hinauf. Heben Sie dabei die linke Hand bis zur vorderen Mittellinie, den Ellbogen leicht gebeugt, die Handfläche schräg nach unten, die Fingerspitzen vor dem Körper nach oben. Ziehen Sie mit dem rechten Arm einen Bogen von etwa 45 Grad nach hinten hinab bis zur hinteren Mittellinie, den Ellbogen leicht gebeugt, die Handfläche schräg nach oben, die Fingerspitzen nach unten. Atmen Sie ein und schauen Sie zur linken Hand (Abb. 125).

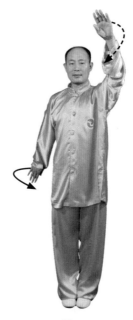

Abb. 125

7. Bewegung: Beugen Sie leicht die Knie, drehen Sie den Kopf gerade nach rechts und drehen Sie den Oberkörper nach rechts zurück. Drehen Sie zugleich den linken Arm nach außen, den rechten nach innen, wobei Ober- und Unterarme Winkel von 120 Grad bilden sollten. Halten Sie den linken Oberarm 45 Grad über der Horizontale, die Handfläche nach außen, die Fingerspitzen vor dem Körper schräg nach oben. Der rechte Oberarm zeigt in einem ca. 45 Grad-Winkel nach hinten hinab, die Handfläche nach außen, die Fingerspitzen hinter dem Körper schräg nach unten. Atmen Sie aus, halten Sie kurz an und lassen Sie Ihren Blick von der rechten Seite nach unten links wandern (Abb. 126).

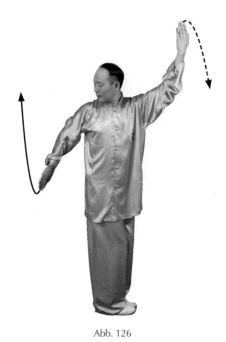

Abb. 126

8. Bewegung: Strecken Sie langsam die Beine. Entspannen Sie zugleich Schultern und Hüfte. Drehen Sie die Arme in eine waagerechte Haltung zu den Körperseiten, den linken Arm nach innen, den rechten nach außen, die Handflächen nach unten, die Fingerspitzen nach außen. Atmen Sie ein und schauen Sie nach vorn (Abb. 127).

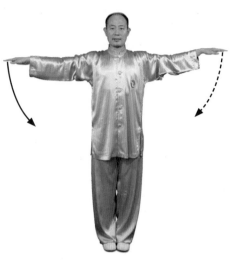

Abb. 127

9. Bewegung: Gehen Sie etwa 30 Grad in die Hocke. Lassen Sie zugleich Schultern und Ellbogen hängen und ziehen Sie mit den Händen einen Bogen nach unten bis auf Höhe des Bauchnabels. Senken Sie die linke bzw. rechte Hand links bzw. rechts vor dem Körper nach unten; die Fingerspitzen zeigen jeweils in dieselbe Richtung. Atmen Sie aus und schauen Sie leicht nach unten (Abb. 128).

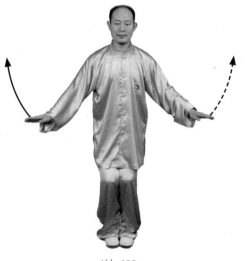

Abb. 128

10. Bewegung: Wiederholen Sie Bewegung 1–7, allerdings mit einem Schritt zurück statt nach vorn, den rechten Fuß zuerst nach hinten (Abb. 129–135).

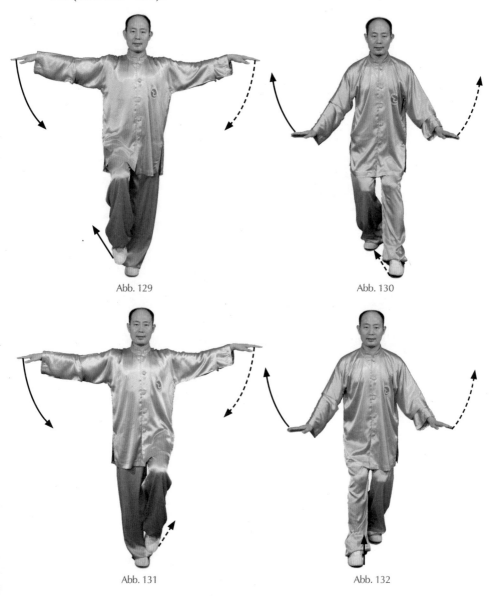

Abb. 129

Abb. 130

Abb. 131

Abb. 132

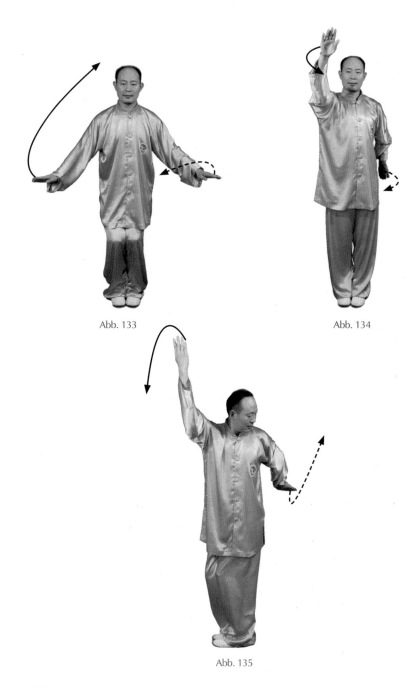

Abb. 133

Abb. 134

Abb. 135

Wiederholen Sie Bewegung 8, nur seitenverkehrt. Wenn Sie die Arme waagerecht zur Seite halten, müssen die Handflächen nach oben zeigen (Abb. 136).

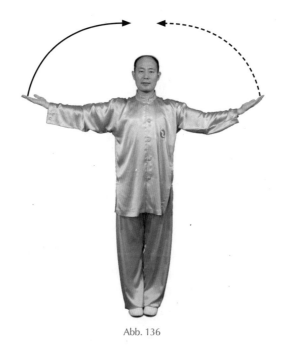

Abb. 136

[Hinweise]

1. Bei Auf- und Abwärtsbewegungen, bei Schritten nach vorn und nach hinten dreht sich die Wirbelsäule spiralförmig leicht vor und zurück. Die bogenförmigen Bewegungen der Arme müssen zusammenhängend, leicht und natürlich sein.

2. Stehen die Füße parallel zusammen, bewegen sie sich nicht.

Wenn Sie den Oberkörper ganz nach links oder rechts gedreht haben, ziehen die rotierenden Arme nach oben und nach unten. Achten

Sie auf eine angemessene Spannung und koordinieren Sie alle Bewegungen.

3. Die Drehung erfolgt aus der Wirbelsäule; der Kopf bleibt beim Drehen gerade. Bewegen Sie sich langsam.

4. Die Drehung von Kopf und Wirbelsäule kann allmählich größer werden.

5. Achten Sie beim Schritt vor und zurück auf eine stabile Haltung und atmen Sie zur richtigen Zeit ein- und aus.

6. Achten Sie auf eine angemessene Spannung gemäß dem Prinzip „Spannung in der Entspannung – Entspannung in der Spannung". Wechseln Sie langsam von einem Zustand zum anderen.

[Nutzen]

1. Die Armbewegung fördert den Fluss des Qi und die Durchblutung im ganzen Körper. Die Vor- und Rückwärtsbewegung sowie die seitliche Drehung der Wirbelsäule aktiviert den Dreifach-Erwärmer, das Ren-Du-Kanalpaar, den Dai-Kanal und alle Meridiane des Körpers. Auch dies sorgt für eine blockadefreie Zirkulation von Qi und Blut im ganzen Körper. So bereiten Sie sich auf die Endstellung vor.

2. Durch die Auf- und Abwärtsbewegung von Brust und Bauch werden die inneren Organe „massiert". Die Drehung der Wirbelsäule stimuliert das zentrale Nervensystem und die Nervenwurzeln, aktiviert die inneren Organe, justiert auch die kleinsten Glieder der Wirbelsäule, reinigt und belebt die Gefäße.

Endstellung

[Techniken]

1. Bewegung: Die Bewegung setzt im Anschluss an die Figur „Fliegen" ein. Formen Sie mit den Armen über dem Kopf einen Bogen, die Fingerspitzen einander im Abstand von 10 cm gegenüber, die Handflächen schräg nach unten. Atmen Sie ein und schauen Sie nach vorn (Abb. 137).

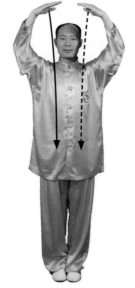

Abb. 137

2. Bewegung: Leiten Sie das Qi zurück zum Ursprung: Senken Sie die Hände vor dem Körper langsam bis zum Zwerchfell und drehen Sie die Handflächen nach innen. Senken Sie dann die Hände mit den Handflächen in einem Abstand von 10 cm vor dem Bauchnabel. Die Handflächen befinden sich gegenüber dem unteren Dantian, die Fingerspitzen zeigen in einem Abstand von 5 cm schräg aufeinander zu. Atmen Sie aus und schauen Sie leicht nach unten (Abb. 138).

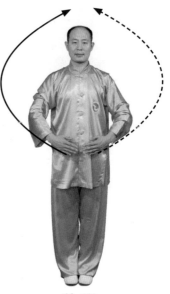

Abb. 138

Wiederholen Sie Bewegung 1 und 2 jeweils zweimal.

Ein Durchgang umfasst die Bewegungen vom Bogen über dem Kopf bis hin zum Absenken vor den Bauchnabel. Trainieren Sie insgesamt 3 Durchgänge.

Machen Sie vom Ende des 3. Durchgangs weiter (Abb. 139). Entspannen Sie die Arme und lassen Sie sie natürlich fallen. Die Handflächen berühren leicht die Außenseiten der Beine. Atmen Sie natürlich und schauen Sie nach vorn (Abb. 140).

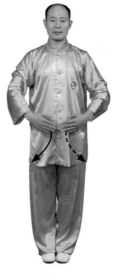

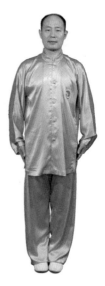

Abb. 139

Abb. 140

[Hinweise]

1. Wenn Sie den Bogen über dem Kopf formen und das Qi zurück zum Ursprung leiten, konzentrieren Sie sich auf das untere Dantian. Ihre Körperhaltung sollte von innerer Sammlung zeugen. Wenn die

Handflächen sich gegenüber dem unteren Dantian befinden, halten Sie kurz an.

2. Die Bewegungen sollten locker, sanft und natürlich fließend sein, Körper und Seele ruhig und entspannt, der Geist konzentriert und vertieft.

3. Im Anschluss an das Training sollten Sie Lockerungsübungen machen, z. B. die Hände reiben, das Gesicht „waschen", mit den Zähnen knirschen, den Bauch massieren, in die Hände klatschen oder die „Morgentrommel" schlagen lassen (beide Ohren werden zugehalten, so dass der Pulsschlag hörbar wird).

4. Nach dem Training sollten Sie Wasser trinken.

[Nutzen]

Den Geist sammeln und das Qi zurück zum Ursprung leiten.

ANHANG

Akupunkturpunkte, die im vorliegenden Buch
erwähnt werden

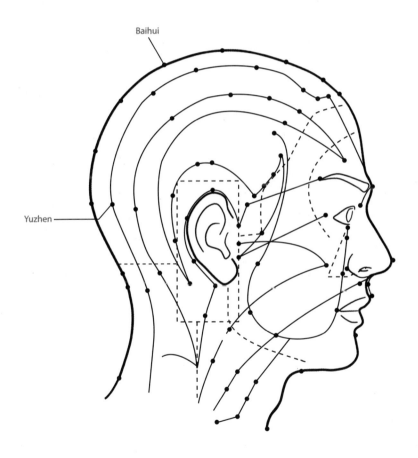

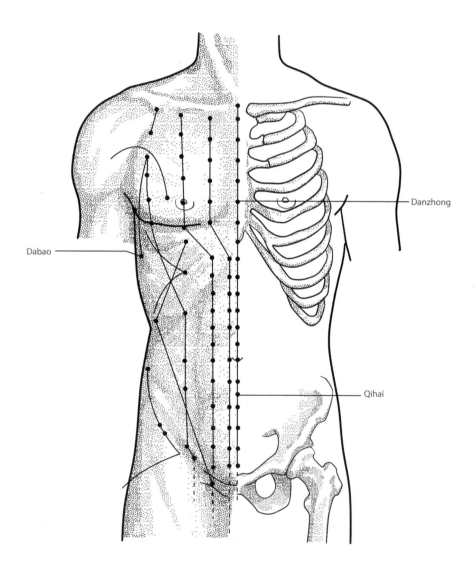

Danzhong

Dabao

Qihai

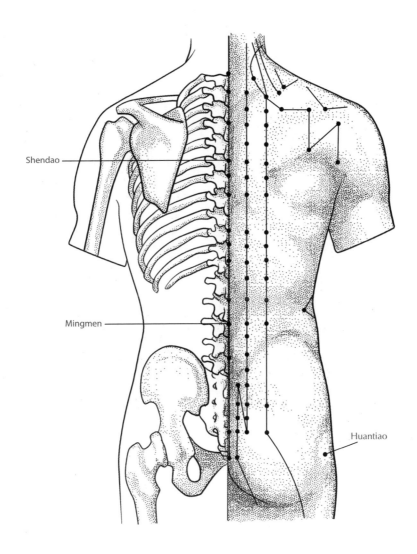

Shendao

Mingmen

Huantiao

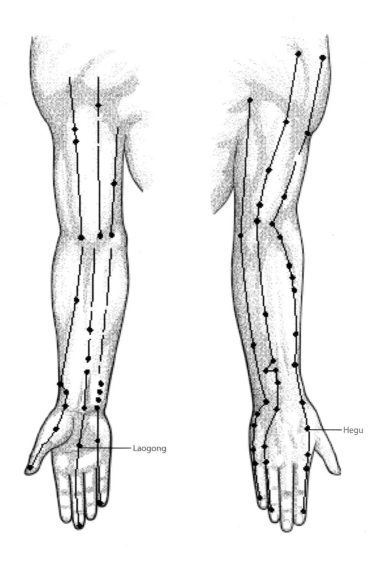

Laogong

Hegu

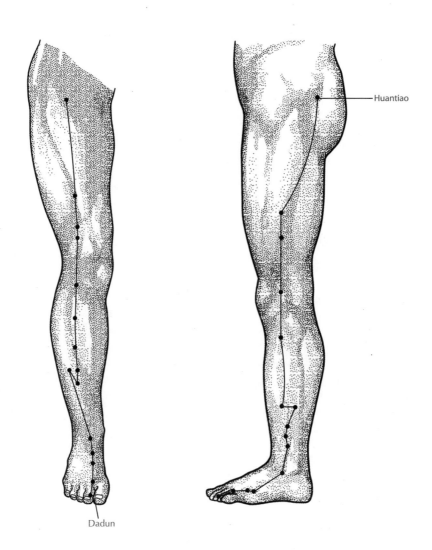

Huantiao

Dadun

图书在版编目 (CIP) 数据

健身气功. 大舞：德文 / 国家体育总局健身气功管
理中心编著. —— 北京：外文出版社, 2012
ISBN 978-7-119-07884-7

Ⅰ.①健… Ⅱ.①国… Ⅲ.①气功—健身运动—德文
Ⅳ.①R214

中国版本图书馆CIP数据核字(2012)第167818号

德文翻译：Burkhard Risse
德文定稿：任树银
责任编辑：杨春燕　杨　璐
装帧设计：北京杰瑞腾达科技发展有限公司
印刷监制：章云天

健身气功——大舞

国家体育总局健身气功管理中心　编

©2022 外文出版社有限责任公司
出 版 人：胡开敏
出版发行：
外文出版社有限责任公司（中国北京百万庄大街 24 号　100037）
网　　　址：http://www.flp.com.cn
电　　　话：008610 — 68320579（总编室）
　　　　　　008610 — 68995852（发行部）
　　　　　　008610 — 68327750（版权部）
制　　　版：北京杰瑞腾达科技发展有限公司
印　　　刷：艺堂印刷（天津）有限公司
开　　　本：787mm×1092mm　1/16　印　张：7.25
2012 年 7 月第 1 版　2022 年 3 月第 1 版第 3 次印刷
（德）
ISBN 978-7-119-07884-7
14800（平）